ナースビギンズ

一人前をめざすナースのための
明日から使える看護手技

正しく うまく 安全に

気管吸引・排痰法

［著者］
道又元裕
杏林大学医学部付属病院
看護部長

南江堂

序　文

　気管吸引は，急性期病院から療養型医療施設，在宅ケア領域と広く行われ，今や多くの医療職や，それ以外の方でも実施が可能となりました．
　一般的には，気管吸引という行為は，やり方を少々学べば誰にでもできる手技と理解されていることが少なくありません．ある人にとっては，気管（気道を含む）吸引は日常的な行為になっており，「たかが気管吸引」として扱われているようにも見受けられます．
　確かに，気管吸引を数多経験している人にとっては，いとも簡単に行えるスキルであり，また，深く論じ合うようなテクニックでもないと感じるかもしれません．手技・方法は比較的単純で，使用する物品はさほど多くはありません．さらに，複雑な構造の装置もありません．しかし，実際の臨床場面では，この気管吸引の手技によって患者さんの生命にかかわるような事象を生じさせているのが事実です．つまり，気管吸引は「やりように」よっては，極めて高い侵襲となって患者さんに多大な悪影響を与えてしまう行為なのです．
　気管吸引は患者さんにとって侵襲的行為であるという大前提の基に，可能な限り安全かつ安心なスキルをもって実践することが大切だと言えます．そこで，「たかが気管吸引」ではなく，実際は「されど気管吸引，侮るなかれ」であることを多くの方にお伝えしたく，本書を企画・執筆しました．
　そのコンセプトを支える重要な柱としたのは，可能な限り「科学的根拠」と「経験知」を整理して，実践に結びつくコンテンツを示すことです．この考えに基づき，看護ケアの根拠の曖昧さに向き合い試行錯誤しながら，最良のエビデンスから導いたもの，多くの経験から裏づけられるもの，患者満足度に答えを求めたものなど，「万能は無いことを前提とした現実場面の最善」と言える手法や考え方を記しました．そして，どれだけ気管吸引を経験しても，「今，やろうとしている気管吸引は，患者さんにとって本当に必要ですか？」と自問する姿勢を忘れずにいたい，そんな思いを込めたつもりです．
　気管吸引の実践者である読者のみなさんにとって，本書が「本当にその手技が安全と安心を保証し，患者さんの満足につながる妥当なものなのか」という命題を考えるうえでの道しるべとなり，ベストプラクティスな気管吸引を実践するために少しでもお役に立てることを祈っています．
　最後に，本書を編纂するにあたり助言を頂いた小松由佳氏，牛歩の執筆者を終始辛抱強く引っ張り続けてくれた南江堂の向井直人氏と竹田博安氏，そして多忙な業務の傍ら本書の編集・撮影準備に尽力してくれた戎初代氏，長時間の撮影を大きく支えてくれた露木菜緒氏，水車絵里氏に心より感謝申し上げます．

2012年4月

道又　元裕

正しく・うまく・安全に　気管吸引・排痰法
CONTENTS

序章 まず考えたい
その痰，取るべき？ 取らなくていい？

第1章 なぜ，どうやって
痰を出すのか

A 痰を出すという行為を整理する ……………………………………………… 6
　1. 排痰援助ってどんなときに必要になる？ ………………………………… 6
　2. そもそも痰って何ですか？ ………………………………………………… 8
　　Column 「喀痰を喀出」どこが間違い？ ………………………………… 11

B 痰が出るのはどういうメカニズムか ……………………………………… 12
　1. 痰を出すために必要なことは？：痰が出てくる3つの条件 …………… 12

C 痰を出すにはどんな方法があるか ………………………………………… 15
　1. 咳嗽で痰を出す ……………………………………………………………… 16
　2. 体位ドレナージで痰を移動させる ………………………………………… 18
　3. 加湿によって痰を固くせずに出しやすくする …………………………… 19
　4. 呼吸理学療法と排痰の関係 ………………………………………………… 21

D もう一度考える，なぜ，どんなときに吸引・排痰をするのか ………… 23
　1. 痰を自力で出せない，痰による影響が大きい …………………………… 23
　2. 排痰援助には危険がいっぱい ……………………………………………… 24
　　Column 痰を取ると無気肺になる？ …………………………………… 25

第2章 気管吸引
なぜ，いつ，どのように行うか

A 気管吸引とはどんな手技か ………………………………………………… 27

B 気管吸引は，なぜ，どんなときに行われるのか ………………………… 30
　1. 気管吸引の目的とは ………………………………………………………… 30
　2. 気管吸引の適応とは ………………………………………………………… 30

iv

C 気管吸引の適応をどうアセスメントするか　33
　1．痰があることをどう見抜く？　33
　2．患者状態への影響を評価する　36
　3．それでも痰はないかもしれない　39

D 気管吸引の合併症は，なぜ起こるか，どう対応するか　41
　1．これだけある身近な合併症　41

第3章　写真でみる気管吸引の手順と根拠

A 気管吸引の方法　44
　1．気管吸引の種類・方法を理解する　44
　　Column 口腔吸引と鼻腔吸引の実際　45
　　Evidence 開放式気管吸引と比較した閉鎖式気管吸引のメリットと適応　46

B 気管吸引を行う前のアセスメントと対応　47
　1．気管吸引の適応を評価する　47
　2．聴診によって痰の貯留部位を確認する　48
　3．気管吸引前に，加湿と体位を再チェック　49

C 気管吸引前の準備と対応　根拠と臨床の実際　51
　気管吸引前の準備と対応—1　感染対策　51
　　Column むかしは"手袋は操作側の手だけでよい"とされていたけど　53
　　Column 原則に近づける努力をする　53
　気管吸引前の準備と対応—2　開放式気管吸引の吸引カテーテルの選択　55
　　Column トイレッティング　58
　気管吸引前の準備と対応—3　閉鎖式気管吸引の吸引カテーテルの選択　59
　気管吸引前の準備と対応—4　カフ圧の確認とそのほかの垂れ込み防止策　60
　気管吸引前の準備と対応—5　患者への説明　62

D 開放式気管吸引　写真でみる手順と根拠　63
　開放式気管吸引の手順—1　吸引圧の設定　63
　開放式気管吸引の手順—2　吸引カテーテルの準備と接続　64

開放式気管吸引の手順―3　酸素化の実施 …………………………………………… 66
　　　開放式気管吸引の手順―4　吸引カテーテルの挿入 …………………………………… 69
　　　　　Evidence　吸引圧と吸引空気量の関係 …………………………………………… 71
　　　開放式気管吸引の手順―5　痰の吸引の実施 …………………………………………… 73
　　　開放式気管吸引の手順―6　吸引後の対応 ……………………………………………… 76

E 閉鎖式気管吸引　写真でみる手順と根拠　　77

　　　閉鎖式気管吸引の手順―1　吸引圧の設定と酸素化の実施 …………………………… 77
　　　閉鎖式気管吸引の手順―2　閉鎖式気管吸引のセッティング ………………………… 78
　　　閉鎖式気管吸引の手順―3　吸引カテーテルの挿入 …………………………………… 80
　　　閉鎖式気管吸引の手順―4　痰の吸引の実施 …………………………………………… 82
　　　閉鎖式気管吸引の手順―5　吸引カテーテルの洗浄 …………………………………… 84
　　　閉鎖式気管吸引の手順―6　吸引後の対応 ……………………………………………… 85

F 気管切開口からの吸引　手順と実際　　86

G やってはいけない気管吸引―鼻腔吸引の実態　　89

　　　　　Evidence　小児の気管吸引 ………………………………………………………… 92

第4章　吸引以外の各排痰法　なぜ，いつ，どのように行うか

A 排痰法と呼吸理学療法の関係を理解する　　94

　　1．排痰法と呼吸理学療法の関係 ………………………………………………………… 94
　　2．スクイージングの正体 ………………………………………………………………… 96
　　3．スクイージングを行うことについて考える ………………………………………… 96

B 排痰法の実際①　排痰の基本的な考え方　　98

　　1．では，どうやって排痰法を行うのか ………………………………………………… 98
　　2．安全で根拠ある排痰法は基本の積み重ね …………………………………………… 98

C 排痰法の実際②　加湿の具体策　　99

　　1．再チェック！　適切な加湿の条件とは ……………………………………………… 99
　　2．環境調整における加湿のポイント …………………………………………………… 99
　　3．治療行為に伴う加湿のポイント …………………………………………………… 100

4．ネブライザーによる加湿の実際 ……………………………………………… 101
　　　Evidence　ネブライザーによる薬液噴霧のエビデンス ……………………… 102
　　5．それでも効果があるという声をどう考えるか ……………………………… 103

D　排痰法の実際③　体位変換の具体策 104

　　1．体位変換はなぜ有効？ ………………………………………………………… 104
　　2．体位変換を行うときのポイント—角度の検証 ……………………………… 105
　　3．体位変換を行うときのポイント—排痰体位の実際 ………………………… 106
　　4．ほかの排痰法を実施する際も体位変換は必須 ……………………………… 111
　　5．腹臥位療法とは ………………………………………………………………… 112
　　　Evidence　ここがコツ！体位変換の臨床の実際 …………………………… 114

E　適切な排痰法を行っても，十分な効果が得られない場合 115

序章 まず考えたい その痰，取るべき？取らなくていい？

気管吸引の手技，やさしい？ それともむずかしい？

　皆さんは，患者の気道から痰を除去する"気管吸引"の手技について，どのような印象をもっているでしょうか．

　看護学生の臨地実習で，患者に気管吸引を行うことはまずないでしょう．学内演習で人形に模擬痰を使ってシミュレーションはするでしょうが，人に対しての気管吸引は，臨床に出てから経験することになります．

　そして最初は，こわごわ実施していますが，いつしか手技にも慣れ，気管吸引をする機会の多い病棟なら，1〜2ヵ月も過ぎれば，日常の何気ない手技としてこなせるようになるはずです．人によっては，「吸引が好き」「引くのが得意」など，"気管吸引のタツジン"発言も飛び出します．

　このような様子をみると，気管吸引は慣れてしまえば"誰でもできる簡単な手技"と言えそうですが，本当にそうでしょうか．

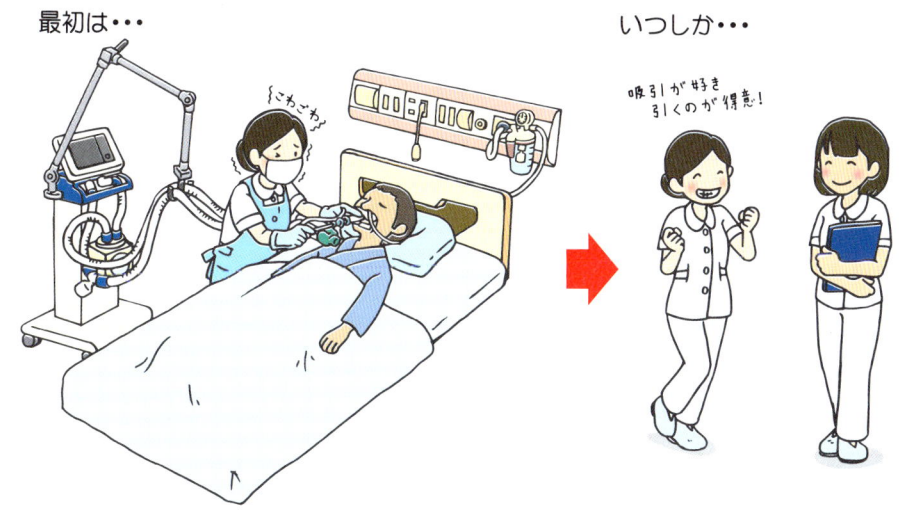

吸引中の患者の苦しさは，息を止めて10秒間

　結論から言うと，答えはNOです．気管吸引は，患者に苦痛を与え，大きな侵襲を与えることにもなりかねない，危険を伴う行為だからです．

　とは言っても，言葉だけではわかりにくいので，気管吸引によって患者が感じる苦しさを，実際にイメージしてみましょう．

　いきなりですが，これなら簡単にわかります．「息を止めて（頭の中で）10秒数えてみる」ことです．

　息を思いっきり吸ったあとの，吐きながらの10秒ではありません．空気を吐ききった状態のまま，呼出も吸入も行わない10秒間です．さあ，イメージしてみてください．（やってみるかどうかは，読者の皆さんの判断に任せます．苦しさがわかったらすぐにやめてくださいね．無理はダメです）

　どうですか？　かなり苦しくないですか？　吸った息を吐く（呼出する）ことができる「プールでの潜水」などより，呼出も吸入もできない気管吸引はかなり苦しいことがイメージできるのではないでしょうか．

　実は，この状態は最低限の辛さです．実際の気管吸引では，痰を引く陰圧がかかります．呼吸ができないうえに，さらに気道に残った少ない空気も奪われます．おまけに，吸引カテーテルという異物が気道の中を上下するのです．

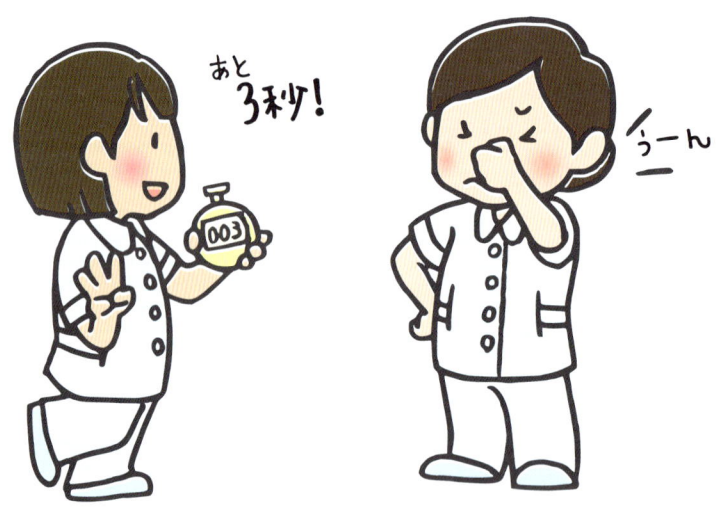

初めての気管吸引を思い出そう

　皆さんが気管吸引を実施する際は，患者にこの苦痛を与えているのだと認識してください．そしてもう1つ，冒頭に書いた，初めての気管吸引を"こわごわ実施していた"ときのことを，思い出してください．

　おそらく，患者に吸引カテーテルを挿入し陰圧をかけると，痰を引く音とともに患者が苦しむ様子が見えたことでしょう．咳が誘発されることもあれば，パルスオキシメータのSpO_2（動脈血酸素飽和度）値も低下したはずです．

　患者に与えている影響を肌で感じたからこそ，こわごわ行ったのだと思います．この感覚こそが，正しいのです．

　正しい手技に慣れ，習熟することは重要です．しかし，患者に苦痛を与えていることに慣れるのはとても危険です．

　患者に対して侵襲的な処置を行うのですから，可能な限り安全・安楽に正しい方法で行わなければなりません．

看護師は，臨床現場で行う気管吸引の指導者役に

　そのために本書では，「痰を出す・痰を取る」ために必ず知っておいてほしい知識について，その根拠や技術を盛り込み，具体的に解説しました．それらのことは，気管吸引を行っていいと認められた資格職として，最低限，学んでほしい事柄です．

　2010年5月に，気管吸引は看護師以外のコメディカルも実施してよい手技になりました．医療現場で実施者が増えるのですから，看護師はその指導者の役目も果たさなければなりません．

　この手技は正しいのか？　その根拠は何なのか？　などなど，ぜひ本書で，患者のために行う排痰手技を確認してもらい，本当の意味での"タツジン"になってほしいと思います．

痰は，本当に取らなければならないか

　では実際に，安全で確かな気管吸引のために，どんなことから始めればよいのでしょうか．現場の話でイメージをするために，皆さんの働く病棟で，気管吸引について取り決められているルールや指示があれば，思い出してみてください．

　たとえば筆者は，看護師の方から気管吸引について，以下の同じような質問を複数もらったことがあります．皆さんはいかがでしょうか．

　「私の勤務する病棟では，"気管吸引は2時間ごとに行う"というルールがあります．これは，正しい方法でしょうか」

　「吸引時に痰が引けず，患者さんも苦しそうだったのでそれ以上吸引をしませんでした．その後，そのことを記録に残したら"痰を取らないと無気肺になる"と先輩に叱られました．無理にでも吸引すべきだったのでしょうか」

　つまり，気管吸引に関して多くの看護師が認識してきたことは，「気管吸引は2時間ごとに行うのが普通」で，それをしないと「無気肺になる」，ということなのがわかります．とにかく，看護師には"痰は取らなければならない"という強い思い込みがあるのですね．まずは，ここを見直すことを出発点にしましょう．

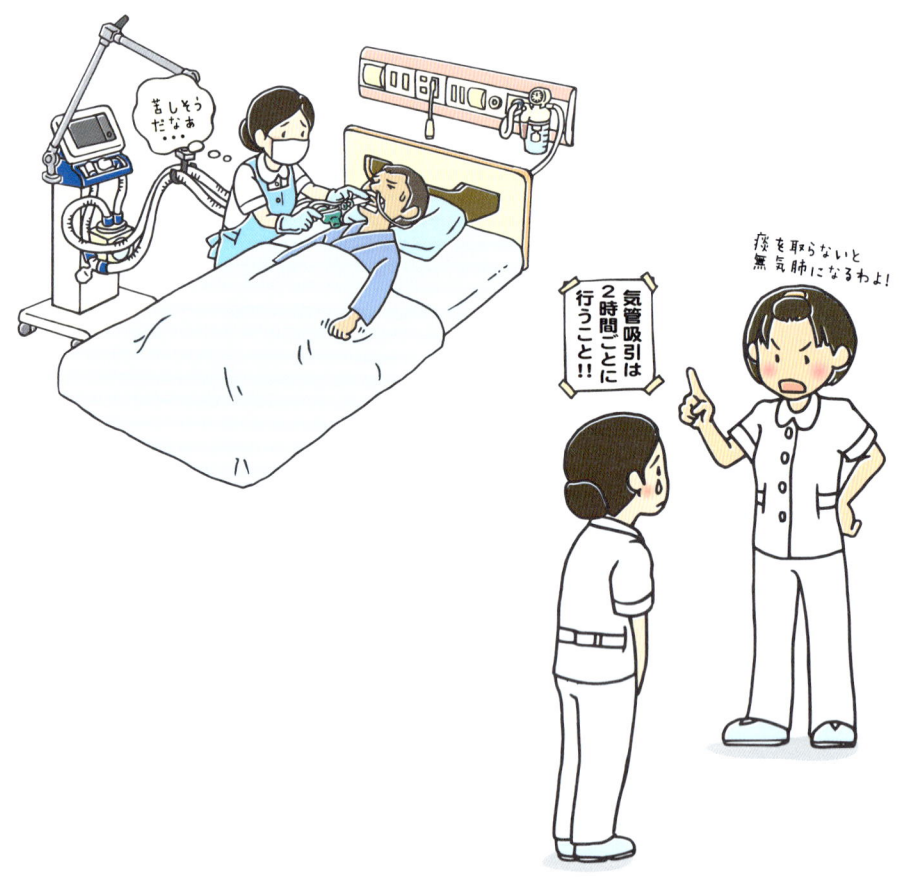

なぜ，気管吸引を行うのか

痰を取ることは行為なので，見直すには，その目的や理由に立ち返るのが近道です．なぜ，「侵襲的な処置である気管吸引」を行うのか，という点です．

比較するために，侵襲的な処置である手術を例にしましょう．

がんを取り去る，損傷を修復するなど，手術自体が及ぼす影響に対し，もっと大きなメリットがあるからこそ，胸や腹を開く「手術」が選択されます．そして手術は，麻酔にモニタリング，鎮痛など，侵襲に十分配慮したうえで実施されるはずです．

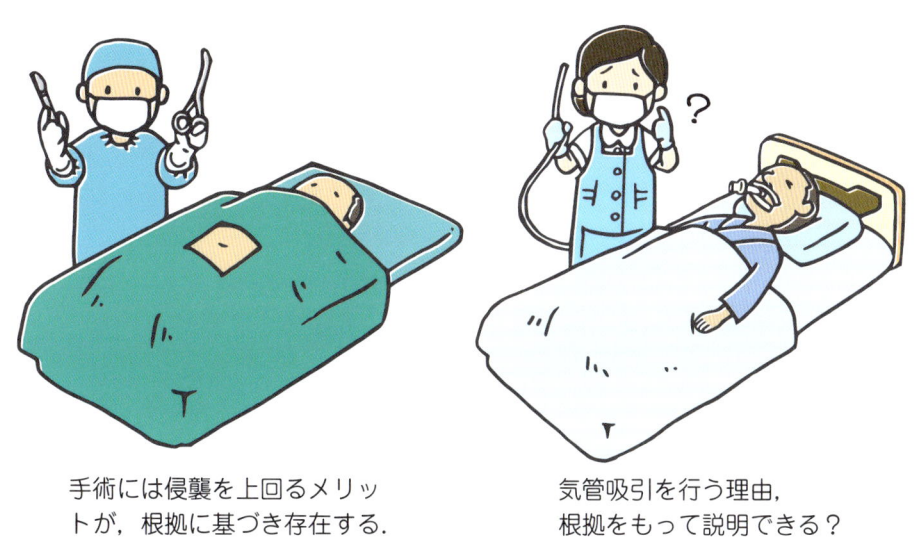

手術には侵襲を上回るメリットが，根拠に基づき存在する．もちろん麻酔をかけて，できるだけ安全・安楽に．

気管吸引を行う理由，根拠をもって説明できる？

痰を取る「適応」「判断」と「方法」を知ることがタツジンへの道

そう考えてみると，気管吸引の必要性を十分に評価し，そのうえで実施できている場面は，案外，少ないのではないでしょうか．また，侵襲への配慮や，1つ1つの手順の正しさも，教科書では十分に教えてくれなかったかもしれません．

本書では，吸引を行うために必要な知識をもち，正しい排痰を実現するために，「適応」「判断」「方法」の3つについて答えを見つけます．そして読み進める際には，ぜひとも下記のポイントを思い返してください．

①痰の吸引は，患者にとって大きな侵襲を伴う手技である．
②侵襲的だからこそ，実施するには明確な理由と根拠に基づく技術で行う必要がある．

患者ごとの適応や方法をここに照らして判断していくことが，適切な気管吸引と排痰法をマスターすることにつながります．

「今そこにいる患者の痰，本当に取る必要がある？ その方法は適切？」という視点で，ぜひ，痰を取ることへの考えを見直してみてください．

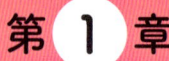 なぜ, どうやって痰を出すのか

A 痰を出すという行為を整理する

1 排痰援助ってどんなときに必要になる?

　気管吸引は苦痛を伴います．だから，していいのか，控えるべきなのか，その方法は正しいのか，を考えるべきだと序章で示しました．

　次に，その判断や具体的な方法についての知識を積み重ねていきましょう．繰り返しになる項目もありますが，再確認しながら読み進めてみてください．

　まず第1歩は，どんなときに痰を出さなければいけないのか，それはなぜなのかを理解することです．

▎痰があって，自力で出せない

　健康状態や身体機能に問題のない人であれば，排痰を誰かに手伝ってもらうことはないでしょう．個人差はあるでしょうが，そもそも健康であれば，頻繁に出さなければならないほどたくさんの痰が気道に存在しないはずです．

　しかし，急性の呼吸器疾患で気道に炎症を起こしていたり，加齢により呼吸機能が衰えている患者などでは，痰がからんで咳き込んで呼吸が苦しくなる，といった場面をしばしば体験すると思います．

　また，喘息やCOPD（慢性閉塞性肺疾患）など慢性の呼吸器疾患を抱えている患者でも，痰の量は多くなっていますよね．高齢だったり全身状態が悪ければ，その痰がなかなか出せず苦しさが増す……．こんな場面もあるはずです．

　以上から考えると，気管吸引を含めた排痰援助が必要なのは，"痰があることで苦しんでいて，それを出せば楽になりそう"，そんなふうに考えられる場面と言えそうです．少し整理して，以下の2つにまとめてみます．

①気道に痰が存在し，痰を出さなければ身体に悪い影響がある場合
②そして，自分自身でその痰を出すことができない場合

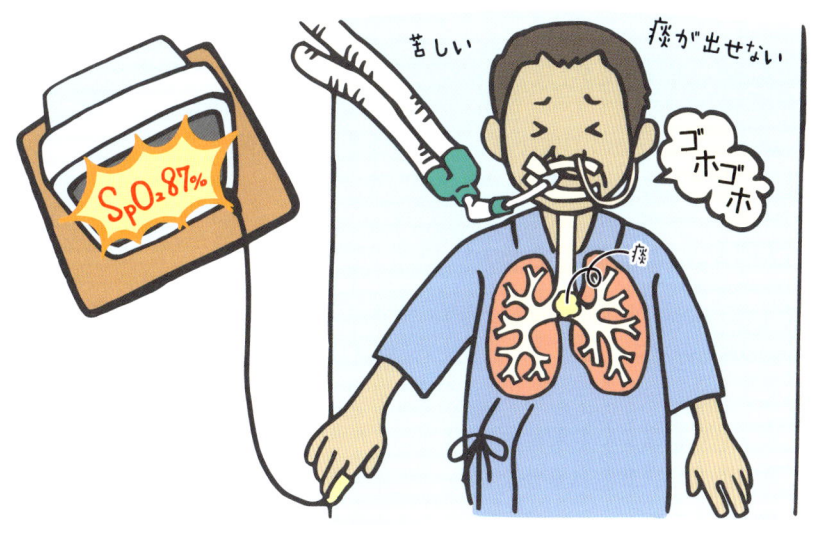

痰がないのに取ろうとしたら，苦痛を与えるだけ

　逆に言えば，痰が存在していることが確かでなければ，排痰援助をする根拠も確かでないことになります．また，痰があっても患者状態に影響がない，もしくは痰を取る援助による悪影響のほうが大きそうなら，そもそも排痰援助を行う目的がなくなります．

　気管吸引は，とても侵襲を伴う行為であることは説明したとおりです．ですから，存在が明らかでない痰を引くために吸引カテーテルを挿入しているとしたらどうなるでしょうか．

　看護ケアを行っているつもりでも，実は，ただ患者に侵襲を与えているだけかもしれません．さらに，その排痰援助によって，思わぬ患者状態の悪化に結びつくことがあれば，医療エラーと判断されてもしかたありません．

　"気管吸引をルーチンで行っている"としたら，すぐやめにすべきです．

　痰があるかどうかの観察，そして，今すぐその痰を取る必要があるのかの評価，この2つのアセスメントが，排痰援助のスタートです．

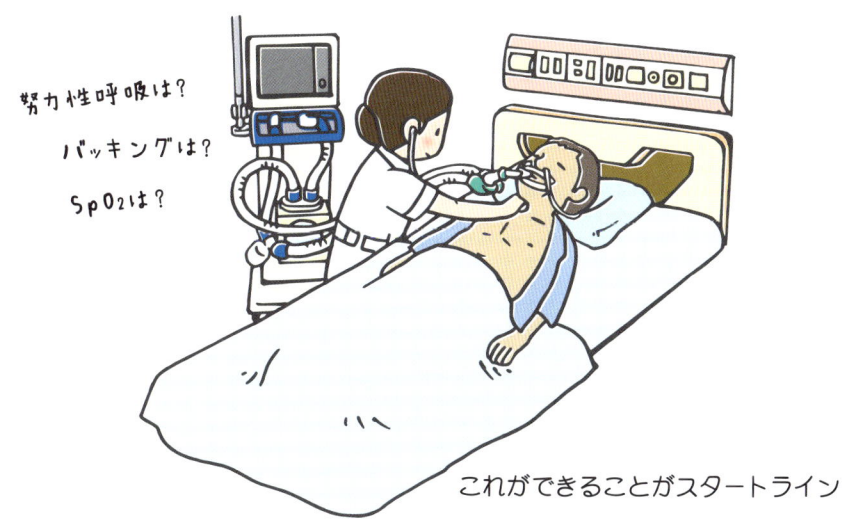

これができることがスタートライン

第1章　なぜ，どうやって痰を出すのか

2 そもそも痰って何ですか？

次は，排痰援助のための予備知識を学びます．"痰とは何か""どこにあるのか""痰の何が問題か"を理解してみましょう．

痰とは何か，どこでできるか

一般に「痰」とは，口腔，咽頭，喉頭，気管，気管支などの<u>呼吸器の粘膜から産生される粘り気のある分泌液</u>のことを言います．「気道分泌物」，「気道粘液」，「喀痰」などとも表現されます．

図1は気管から肺胞までの解剖図です．このすべての部位に痰が存在する可能性があります．肺炎などでは肺胞に痰が充満し，X線写真は真っ白になります（図2）．

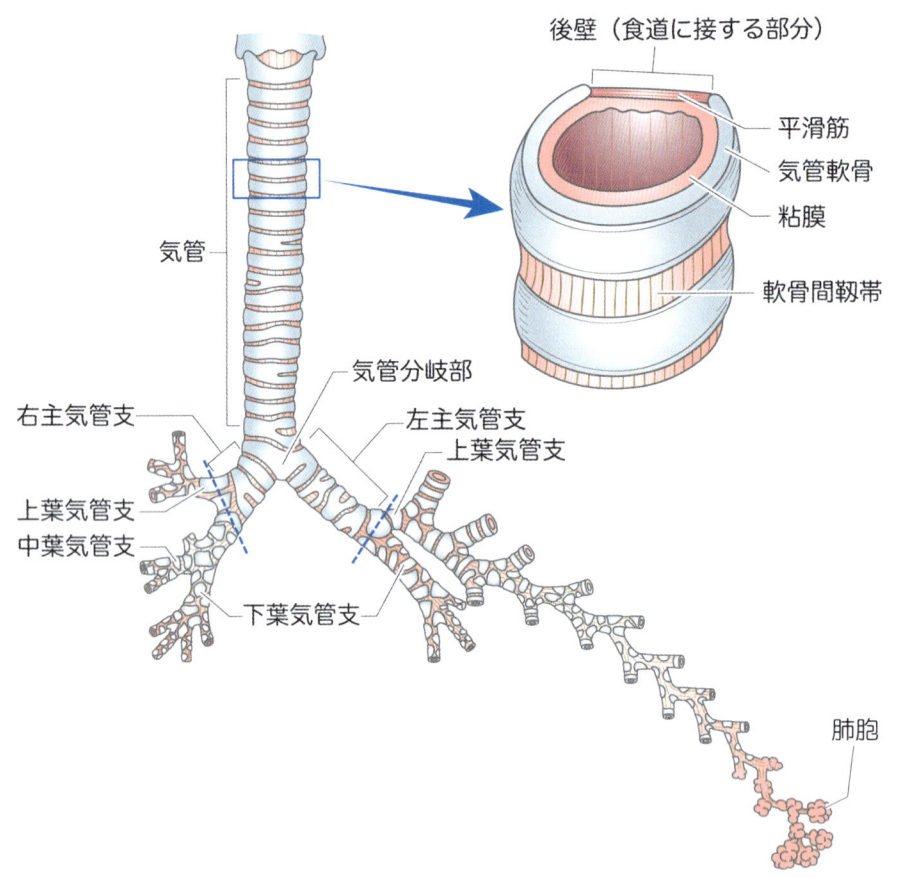

図1 気管から肺胞までの解剖図

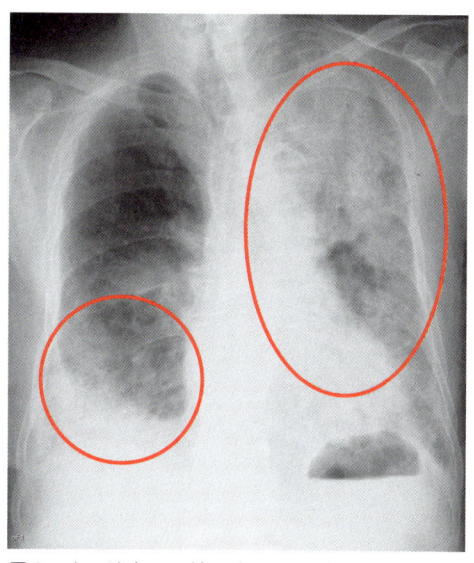
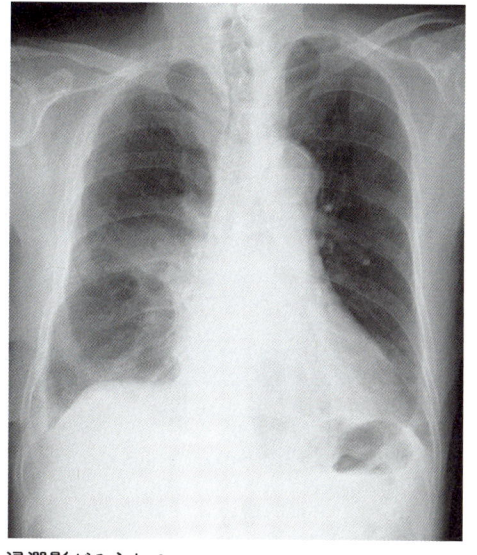

図2 左：肺炎のX線写真．右下肺野と左肺全体に浸潤影がみられる．
　　右：治療後．浸潤影がなくなっている．

[写真は兵庫医科大学放射線医学石藏礼一先生のご厚意により掲載]

痰の成分は

　痰の基本的な成分には，さまざまなタンパク質，痰の粘り気の元でもあるムチンという物質，DNAなどが含まれます．それ以外に，呼吸によって入り込んだ細菌，ウイルス，チリやホコリ（塵埃）が混じっています．

　また，喘息，気管支炎，がん，肺水腫など，疾患によっても混入する物質の成分が異なります．炎症性滲出物，血液，白血球，がん細胞，心不全細胞などのほかに，感染症の場合には病原微生物が含まれていることもあります．

　もちろん，痰は生体からの分泌物なので，感染している可能性があるものとして扱います（スタンダードプリコーション：標準予防策を行います）．

痰はどのくらい産生されるか

　気道粘膜が正常に機能している状態なら，痰の1日の産生量は50～100mL程度と，非常に少量です．また，その大部分は気道壁から吸収されるか，あるいは蒸発してなくなります．残った痰も線毛運動によって喉頭へ送られ飲み込まれることがほとんどで，おそらく痰として自覚されたり，喀出されることはないでしょう．

痰が喀出されるのは，なんらかの異常があるから

　一方，多量の痰が喀出されるということは，気道粘膜の異常を示します．炎症などによって気管支腺が腫脹し，過剰に分泌物が産生されている状態と言えるでしょう．吸収や蒸発では間に合いませんし，少なくとも通常の3～5倍の量，さらにもっと多いこともあります．そして痰の一部は，咳（咳嗽）によって喀出され，痰（喀痰）として認識されます．

痰の性状や分類

　喀出された痰は，肉眼で性状がわかります．色で言えば，白色や膿が混じった黄色，血液が混じっていればピンク色や血液が筋のように混じった状態としてみられるでしょう．痰の固さや粘り気を表す粘稠度も，およそ観察で判断できます．**表1**は，その分類の一例で，「粘性痰」と「膿性痰」で，5段階に分けています．

表1　痰の肉眼的評価（Miller & Jones）

分類	評価
M_1	唾液，完全な粘性痰
M_2	粘性痰の中に膿性痰が少量含まれる
P_1	膿性痰で膿性部分が1/3以下
P_2	膿性痰で膿性部分が1/3～2/3
P_3	膿性痰で膿性部分が2/3以上

　また，痰は性状によって，①粘液性痰，②膿性痰，③漿液性痰，④血性痰，⑤泡沫性痰などに分類されます（**表2**）．性状が混在している場合には，漿液泡沫性痰というように表現します．

表2　痰の性状による分類と成り立ち

痰の種類	性状，成り立ち	主な原因疾患
粘液性痰	半透明で粘稠な痰．気管支腺や杯細胞からの過分泌によって生じる．	健常人の気道粘液，感染を伴わない急性気管支炎，慢性気管支炎，気管支喘息発作後，咽頭・喉頭炎など
膿性痰	黄色ないし緑色を呈し，細菌感染による気道分泌物に好中球などが混じって膿性となる．	細菌性肺炎，肺化膿症，気管支瘻を伴った膿胸，気管支拡張症（血痰を伴う多量の膿性痰），肺結核
漿液性痰	水様透明痰で，肺および気管支の毛細血管透過性亢進によって生じる．カタル性鼻炎の「みずばな」に相当する．	肺水腫，肺うっ血，気管支喘息発作時や，細気管支肺胞上皮がんの一部
血性痰	組織破壊性の病変が気道，あるいは肺内血管に波及して血液が気道へ入り込み，喀痰に血液が混じって生じる．	肺・気管支の外傷，肺腫瘍，肺結核，肺膿瘍，肺炎，気管支拡張症，肺ジストマ，血管壁の障害（肺塞栓，肺梗塞，肺うっ血）など
泡沫性痰	血液が混入し，泡沫状となる．鮮紅色を帯びる場合もある．	肺循環のうっ血に起因する漏出液で，肺水腫に特徴的

痰があると，どうなるか

　痰が過剰に産生され，その喀出がうまくいかない場合，多くの痰は，気管や気管支にとどまります．そのうえ，疾患の影響でさらに分泌物は増え，そこに気道乾燥，痰自体の乾燥が加わると，粘稠度の高い固い痰が気道壁などにへばりつくことになります．

　空気の通り道が痰によって狭くなれば，ときに苦痛を伴う違和感，呼吸困難感，息切れ感の誘因ともなり，さらには窒息のおそれも出てきます．貯留した場所によっては，無気肺の原因にもなります．痰にウイルス，細菌などが多く混じっていれば，感染症のおそれもあります．

　詳しい機序については本章D項（**23**ページ）で解説しますが，これらの弊害が起こりうることが，"痰を取らなければならない"という考えの元です．

　しかし，緊急事態である"痰で気道が塞がってしまう"状況は，日常的ではありません．また，合併症にいたるまで痰の貯留をさせてしまうのは，できることを怠った不十分なケアが元になっているとも言えます．

　できることを普通に行えば，無理のない痰の除去は可能です．次項では，痰が出てくる条件や，その方法を解説します．

Column　「喀痰を喀出」どこが間違い？

　これまでに述べたように，痰は主に気道にある分泌物のことです．そして，咳嗽などで気道から喀出（排出）された痰は「喀痰」とも表します．ここで注意したいのが，看護記録などで時折みられる勘違い表現の「喀痰喀出」です．喀出された痰が喀痰ですから，この表現だと，喀出した痰を，また喀出することになりますね．いったいその痰はどこからどこにいくのか……．ここは，普通に「痰の喀出」としてはいかがでしょう．

　看護の言葉は，ときに省略したり逆にしたり，くっつけたりされます．その施設で通用するぶんには困ることはないかもしれませんが，勘違いの連鎖は事故にもつながります．たとえばよく使う熱発．こんな言葉は普通の辞書にはありません．発熱という言葉があるのですから，それでかまわないはず．この2つを使い分ける場面があれば別ですが，筆者はそれを思いつきません．

B 痰が出るのはどういうメカニズムか

1 痰を出すために必要なことは？：痰が出てくる3つの条件

　疾患や加齢など，さまざまな影響で気道に過剰に分泌物が産生されると，異物である痰を体外に排出しようという機能が働きます．

　痰の排出のメカニズムの基本は，生体がもっている気道クリアランス機能にあります．細菌などの微生物や異物が気道にあるとき，分泌液が産出され，さらに気道粘膜の上皮にある線毛が細かく動き（線毛運動），気道から異物を除去しようとする働きです．

　線毛運動は，1分間に約10mm程度の速度で喉頭側に痰を移動します．たとえば肺の末梢側に痰があるとすると，通常では主気管支まで40分程度で到達することになります．

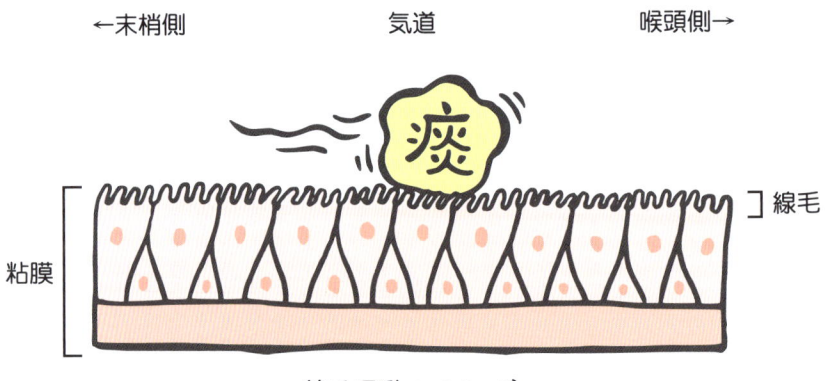

線毛運動のイメージ

　その機能を後押しするのが，重力，痰の粘性（粘稠度），空気の量と速度の3つの要素です．これらが整えば，痰は比較的，自然な方法で排出されます．そして，この3つの状態が評価できれば，その患者が自力で排痰できる状況にあるのかどうかを判断する目安になります．

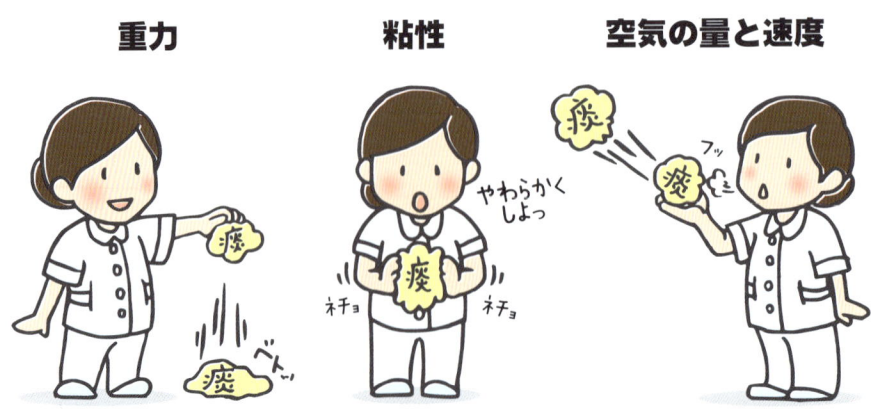

痰を出すための重力

　痰を出すための"重力"とは，痰のある部位を上側にして，下側に痰を移動させることです．

　痰は気道すべての粘膜から分泌されます．ですから，痰が存在する場所はさまざまです．主気管支から末梢まで，患者状態が悪い場合は，肺胞まで分泌物で埋まります．

　しかし幸いなことに，基本的に痰の出口は1ヵ所です．気管支を通って喉頭から口腔という道筋です．そこを目指して，痰が太い気管に少しでも移動していけるように，できるだけ痰のある部位を高くしてあげることが重力を用いた排痰のしくみです．

　たとえば，右肺の奥に痰があったとすれば，右肺を上にした体位，つまり左側臥位をとります．すると，もともとの気道クリアランス機能を重力が後押しし，主気管支部に向けて痰が少しずつでも移動しやすくなります．

　そして，出にくい場所にある痰を，体位を変えることで少しでも出やすい場所に移動させること，これを体位ドレナージとも言います．詳しくは次項で説明します．

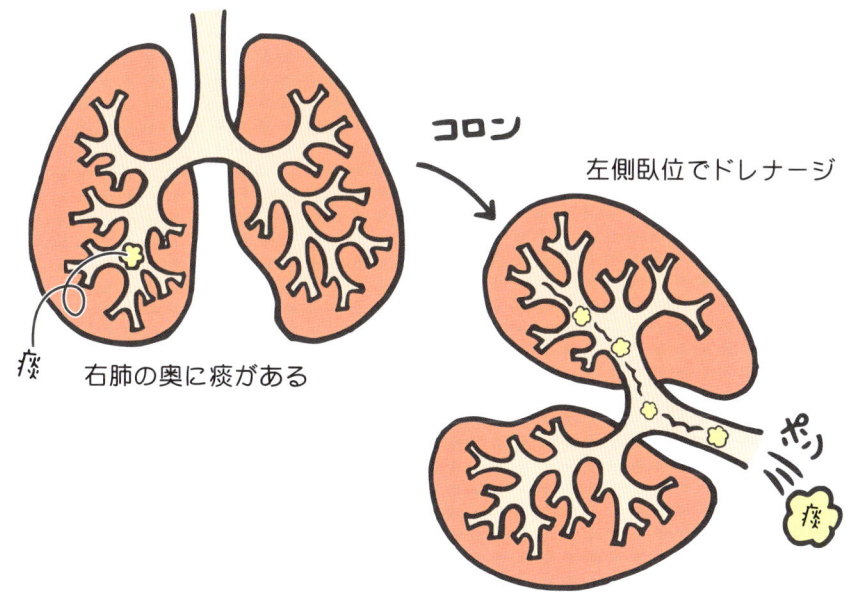

痰の粘性（粘り気の程度）

　痰は，その成分による粘り気（固さ）をもっています．さらに，疾患や気道の状態，また患者の全身状態によって，その粘稠度は変わります．

　単純に言えば，水分を多く含んでいる痰はやわらかく，逆に水分が少ない痰は固くなります．

　痰が固くて粘り気が強いと，そこにとどまる力も強くなるでしょう．気道クリアランス機能の線毛運動も十分に働きません．そこで，痰をできるだけやわらかくする対応が必要です．体液管理や薬剤による線溶化（溶けやすくする）がそれにあたります．

気道を通過する空気の量と速度

　一般的な自力で痰を出す場面を想像してください．大きく息を吸って，喉に力を入れて，「エヘン」と勢いよく吐き出すのではないでしょうか．これが，呼気量と呼気速度によって咳嗽を引き起こして行う，基本的な排痰の方法です．

　咳嗽の詳細についてはこのあとで述べますが，呼気量は多いほうが，また呼気速度も速いほうが，排痰しやすくなるのが一般的です．咳払いでなかなか出なかった痰が，呼気量もその速度も大きい"くしゃみ"で出てくる，といったケースはわかりやすい例ですね．

　ただし，その咳嗽さえ出せない患者状態もしばしばあります．咳嗽が"できる""できない・しにくい"の評価は，排痰にとって非常に重要です．

表3　咳嗽ができない・しにくい患者状態

患者状態	疾患・術後
呼吸筋力の低下，呼吸筋の疲労がある	栄養障害，COPD，肺気腫
咳嗽時に痛みを伴う創傷がある	胸部の術後など
気管に炎症がある	気管支炎，気管支喘息など
ターミナル（終末期）にある	末期がん
咳嗽反射を起こす神経に障害がある	喉頭や胸部の術後など

3つの要素がそろっているか

　この重力，痰の粘性，空気の量と速度の3要素を整えることが，痰を排出しやすくする条件です．気管吸引などの排痰援助は，この3要素だけではどうしても排痰がむずかしい場合にのみ，そのサポート役を果たします．

　痰を出す際には，重力（自力による体位変換の可否），痰の固さ，咳嗽ができるかを観察・評価し，そのうえで排痰援助が必要かどうかを判断することになります．

C 痰を出すにはどんな方法があるか

要は咳嗽と気管吸引

　痰を出すための具体的な介入方法としては，表4に挙げた6つがよく知られています．前述した3つの排痰の条件も大きくかかわります．

　この痰を出すための介入方法は，大きく，気道にある痰を体外へ排出する方法と，その排出をしやすくする方法に分けられます．

　気道にある痰を排出するには，咳嗽で吐き出すか，侵襲的に吸引カテーテルを気管に挿入して吸引する（気管吸引）か，基本はこの2つです．気管吸引は気管から気管分岐部より上部に痰がある場合に限られ，それより奥に痰が存在する場合には，必要時，気管支鏡が用いられることもあります．

咳嗽と気管吸引を補助する排痰法

　痰の排出に関して基本となる咳嗽は，比較的太い気道（第4次気管分岐以上）からの排痰に有効です．それ以下の末梢気道においては，気道が正常なら，線毛運動も痰の排出をサポートしてくれますが，もっと末梢に痰が貯留するようになると，体位ドレナージがもっとも有効になるでしょう．

　気道が炎症を起こすなどして痰の粘稠度が高い場合は，咳嗽が十分できても簡単に移動してはくれませんし，体位ドレナージを行っても移動しづらくなります．そこで，適切な加湿を行い，痰の粘稠度が高くならないようにします．

　それでは，具体的に各方法をみていきましょう．なお，本書の中心となる気管吸引は，次の第2章で詳しく解説します．

表4　代表的な排痰への介入方法

方法	内容	侵襲
咳嗽	呼出量と呼出流速を高めて痰を出す	小〜大
気管吸引	吸引カテーテルを気管チューブ・気管切開カニューレに挿入して吸い取る	最大
体位ドレナージ	体位を変えて痰を出やすくする	小〜中
加湿	体内水分量の補充や，気道への加湿を行う	最小
呼吸理学療法	物理的な外力を体に加えて呼吸を補助する	中〜大
気管支鏡による吸引	気管支鏡を気管に挿入して吸い取る	大

1 咳嗽で痰を出す

咳嗽は，肺内の空気を呼出する

　咳嗽は，気道クリアランス機能（**12ページ**）だけでは除去できないものを，体外に排出するための防御反応の1つです．痰だけではなく，異物を誤嚥しそうになった場合などにも咳嗽反射が起きます．

　咳嗽では，吸気による肺内の空気が爆発的な呼気となって体外に呼出されます．このとき，空気とともに移動し，排出される気道分泌物（痰）が喀痰です．痰を排出するためには，咳嗽という反射が重要になります．

　そして，意図的に咳嗽を起こし，痰を排出することは，日常的に行われます．患者状態が安定していて，適切で意図的な"咳"で痰が出せるなら，咳嗽がもっとも侵襲の少ない安全な排痰の方法と言えるでしょう．

咳嗽で痰を出す場合の注意点

　しかし，咳嗽による痰の排出には，いくつかの注意点があります．

①咳嗽が長く続く場合

　咳嗽がなかなかやまない場合は，体力の消耗に注意が必要です．痰はそのつど排出されているかもしれませんが，ときとして安眠を妨げたり，体力を奪われてしまうおそれがあります．咳嗽による消費エネルギーは，1回2kcalとも言われます．

②咳嗽が激しい場合

　強い咳嗽がありそれが続く場合，患者の急変に配慮します．一時的な低酸素による失神のほか，肋骨骨折，気道出血，胸腔内圧上昇，腹腔内圧上昇，無気肺，脳圧上昇，尿・便失禁，脱肛，子宮脱などの合併症を引き起こすおそれもあります．

③痰を出すための咳嗽ではない場合

　咳嗽の主な原因は，気道が物理的・化学的に刺激を受けることです．痰が異物として気道の刺激因子となり，排出するための反射によって咳嗽が起こるわけですね．

　ところが咳嗽反射は，気道自体の直接的な刺激だけで起こるわけではありません．気管吸引のような強い陰圧がかかり気道攣縮（れんしゅく）が起こったり，肺自体が虚脱して気道に負荷がかかったような場合にも，咳嗽は誘発されます．

　このような咳嗽は，痰の有無に関係しません．むしろ，気道状態変化のサインとして，アセスメントを行うことが必要です．

④咳嗽による痛みが強い場合

　手術後は，肺炎などの呼吸器合併症が起こりやすくなります．その理由の1つに，痰の貯留があっても創部の痛みによって咳嗽がしづらい点が挙げられます．咳嗽による患者状態への影響を確認のうえ，咳嗽を優先して鎮痛薬を使う，そのほかの排痰の方法を選択する，などの考慮が必要になります．

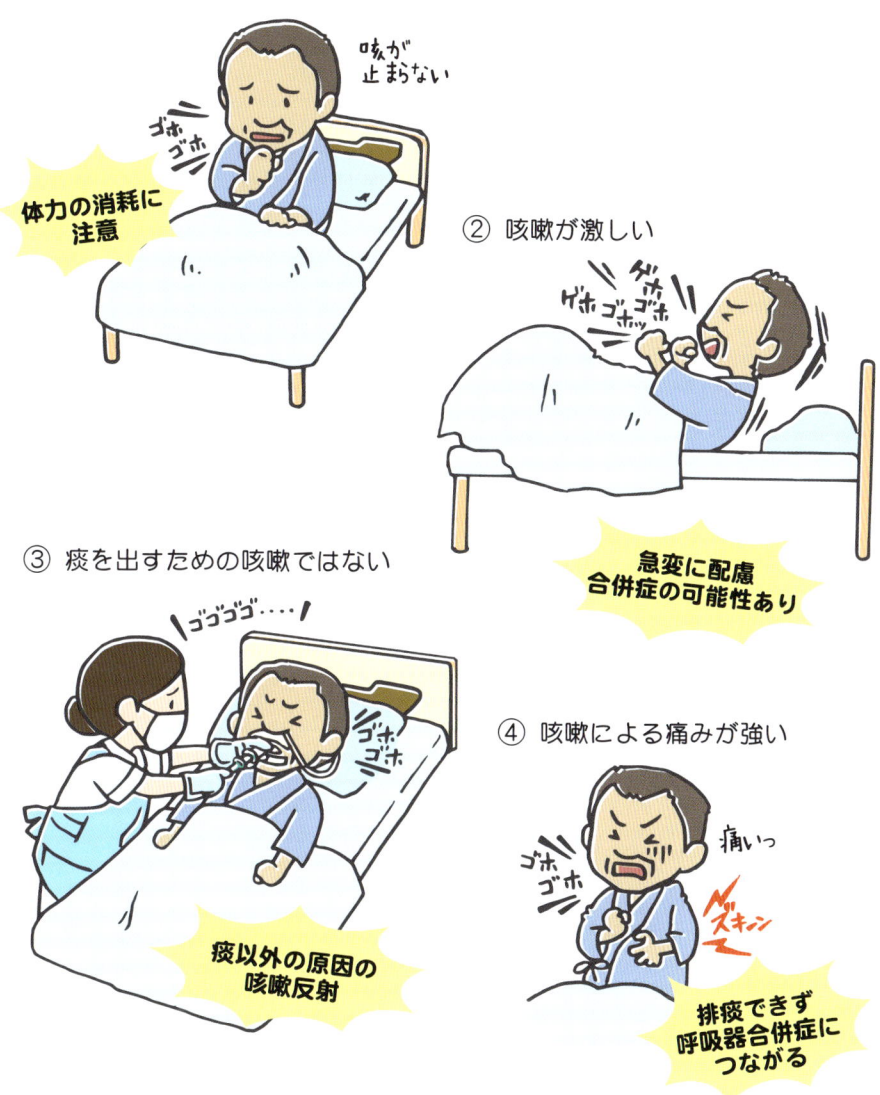

咳嗽をおさえる？ おさえない？

①，②で咳嗽自体が患者状態に悪影響を及ぼしそうなときは，鎮咳薬を使用して，咳嗽をおさえることを検討しなければなりません．

とは言え，慢性呼吸不全の患者に対し強い鎮咳薬を投与すると，「気道の異物や分泌物の除去」が行えず，痰の貯留から換気障害を助長することもあります．この点は，表裏一体の関係です．

明らかに不眠が続いていたり，日常生活に影響するほど体力を消耗していれば鎮咳薬の適応ですが，排痰のしにくさが無理な咳嗽につながっているようなら，排痰援助によって無理な咳嗽を減らすことができます．

2 体位ドレナージで痰を移動させる

体位ドレナージとは

　痰が出る3つの要素のうち"重力"を効率よく利用して排痰をサポートするのが，体位排痰法や体位ドレナージとよばれる方法です．ドレナージは"体液の排出"を意味します．ここで排出されるのは気道分泌物，すなわち痰です．それを体位のとり方を工夫して排出するので，体位ドレナージと称します．

　体位変換によって呼吸器合併症を防ぐ，「ポジショニング」などとよばれる体位調整の実際は，体位ドレナージも含んで，もう少し広い意味をもちますので，第4章で触れることにします．

基本は重力．上から下に坂道を下る

　13ページで示したように，体位ドレナージの基本は，末梢の気管支に貯留してなかなか出てこない痰を，口腔から出やすいよう重力によってより中心部に動かすことです．

　今度は写真で見てみましょう．下の4つの図のうち，図3aは仰臥位をとっている患者です．そして，右肺の末梢部分に痰が存在しているとします（図3b）．このまま臥床していては，痰は上にも下にも動きようはありません．出にくいままです．

　ですから，図3cのように体位を変えて，気管支の坂道を作ります．すると，末梢にあって咳嗽をしても出なかった痰は，坂道を下って太い主気管支へとたどりつこうとするでしょう（図3d）．

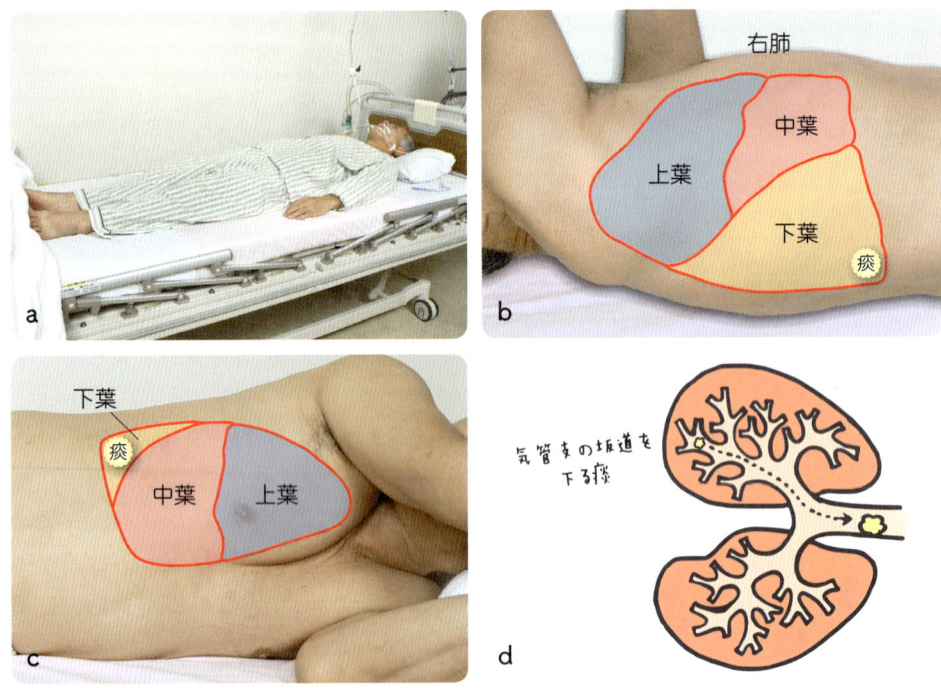

図3　体位ドレナージ

このように，体位ドレナージの考え方はシンプルなのですが，気管支やそれをとりまく肺の構造は複雑です．そこで，呼吸器のどこに痰がある場合に，どんな体位をとると痰が出やすくなるのかという指標が参考になります．

理学療法の分野では，細かく痰の貯留部位に対応した排痰体位の指標があります．ですが，看護の臨床現場では，あまり細かく体位を考慮するのは，現実的ではありませんね．そこで，それらを実践的にとりまとめた具体的な体位変換のコツがありますので，第4章（104ページ）でみていくことにします．

患者のアクティビティにも気を配る

痰を出せる状態にあるかは，患者のアクティビティの影響も少なくありません．なぜなら，身体を自分で動かせる患者は，自分で重力による痰の移動を行えているからです．

動くことは，いろいろな重力がかかり，痰を固着させない効果が期待できます．臥床時に比べて換気量も増し，肺に対する空気の出し入れが多方面から行われます．気管支の閉塞も緩和されることでしょう．そして，これらの効果で痰が移動すれば，刺激になって咳嗽が誘発されます．動くことが排痰につながるメカニズムはとても自然なのです．

3 加湿によって痰を固くせずに出しやすくする

痰が固いと排痰しづらい

痰の粘稠度は，その固さや粘り気を表します．粘稠度が高いほど，痰は気管壁に固着して，離れづらくなります．つまり，痰が固い＝排痰しにくい状況となります．

重力の力を借りようと，前項で示した"気管支の坂道"を作っても，固くなった痰はサイドブレーキをかけた車のように，おいそれとは動いてくれないでしょう．では，何か手立てはないでしょうか．

固くなってしまった痰は，やわらかくしにくい

実は，看護ケアだけで固くなった痰をやわらかくすることは，簡単ではありません．一見，図4aのような方法で対応できそうですが……結果は図4bです．痰の固さや粘り気は，かなり頑固です．

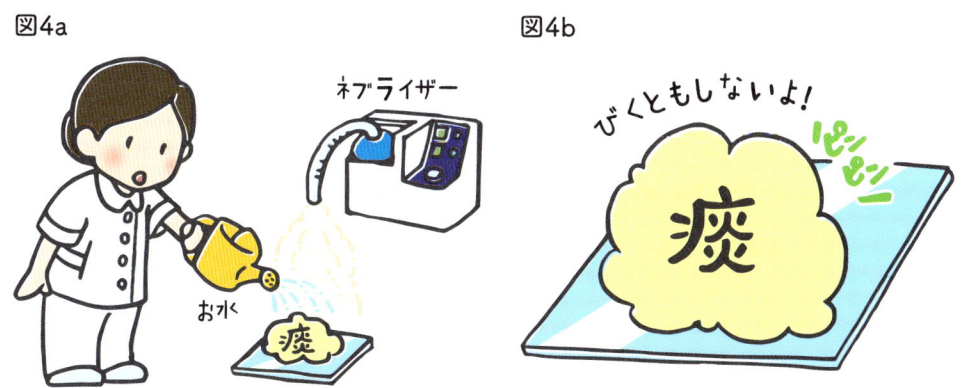

図4a　図4b

もし、この方法で痰をやわらかくするなら、さらに図5くらいのことが必要です。でも、気道にある痰に、こんな手を加えることはできませんね。

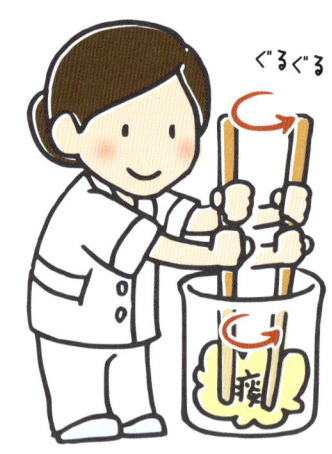

図5

痰は固くなる前に対処する

むしろ、看護の力が発揮されるのは、分泌される痰の粘稠度を高くせずやわらかく保つこと、さらに、分泌された痰をそれ以上固くしないことにおいてです。15ページにも少し答えを書いていますが、その鍵は、以下を考慮することにあります。

①痰の成分をできるだけwetにする

気道粘膜からの分泌物である痰の成分は、患者の全身状態に左右されることは9～10ページで示しました。感染症に罹患していれば、細菌やウイルスが混入し、炎症が強ければ膿が混じり黄色の痰となります。

そして、全身の水分量が痰の固さにも影響します。たとえば、水分の摂取量が少ない、または発熱などでin-outのバランスが崩れ脱水傾向にある場合は、痰は固くなりやすい状態と言えます。高齢者が脱水傾向とアセスメントされることは、臨床ではとても一般的なことです。であれば、高齢であることが、そのまま痰の粘稠度が高いことにもつながります。

②気道を乾燥させないようにする

もう1つが、気道にある痰を乾燥させない対応です。一度分泌された痰が固くなるのは、乾燥によって、もともと含まれていた痰の水分が奪われることによります。

その原因は、気道を通る乾燥した空気の影響が大きいのです。乾燥を防ぐためには、加湿を考慮して気道の環境を整える必要があります。

ネブライザーと水分補給の誤り

1）信じますか？ ネブライザーの効果

さて、そこで繰り返したいのが、前述した、すでに固くなった痰をやわらかくするのは容易でないという点です。しかし、臨床現場では、あまりにも誤った対応がなされています。

もっとも大きな誤りが、痰を出しやすくする、という理由で行われている「ネブライザー」による加湿です。ネブライザーから出ている霧が、気道の痰に到着している様子をイメージしながら、その根拠を第4章（101ページ）で確認してみてください。固い痰は、おそらく固いままですね。

2）飲水が痰をやわらかくするって？

　そして同じようなしくみで勘違いされているのが，排痰が困難な場合の飲水による水分補給です．

　全身状態がdryであると，確かに痰が固くなりやすくなります．その意味で水分補給は重要です．しかし，すでに出にくい固い痰があった場合，気管を通るわけでもない水を飲み込んでも，今そこにある痰がすぐにやわらかくなるはずもありません．

　なんとなく気道に潤いを与えそうなイメージはありますが，せいぜい届くのは咽頭までです．痰には届きません．

　うがいに近い行為としての効果はあるでしょうが，ネブライザーによるエアロゾルが，少なくとも気道に入り込んで作用するのに比較しても，飲水はただ食道を通じて胃に入るだけです．今，気道にこびりついている粘稠な痰をやわらかくすることについての有効性はないと考えざるをえません．

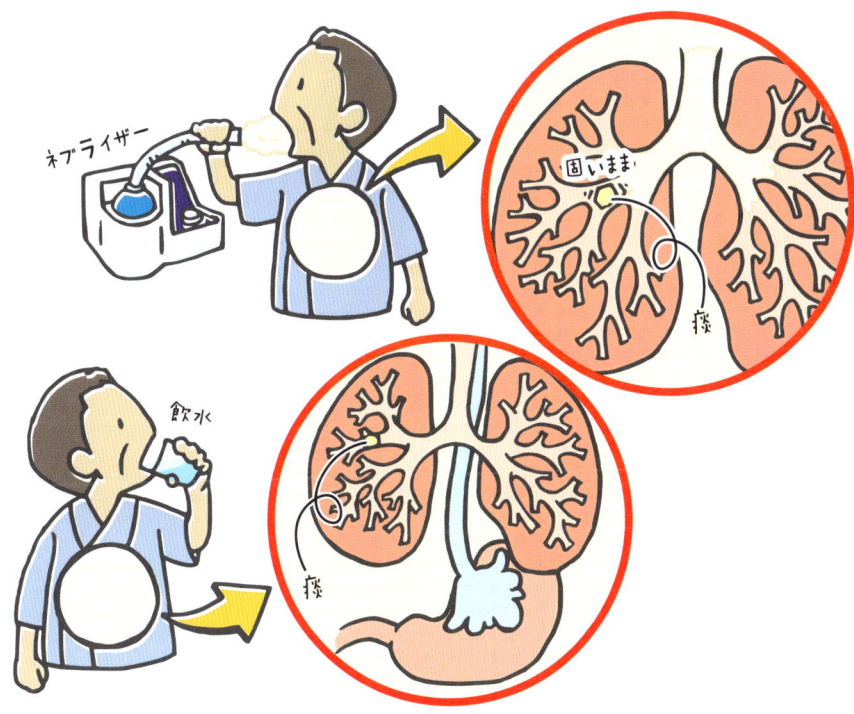

ネブライザーのエアロゾルが痰に届いたとしても……さらに飲水は……

4 呼吸理学療法と排痰の関係

スクイージングとタッピング

　皆さんは，「スクイージング」という言葉を聞いたことがあるでしょうか．胸郭を絞り込んで痰を出す排痰援助の方法と習ったことがあるかもしれません．

では,「タッピング」という言葉はどうですか？ こちらも,"痰を出すために,背中を手でトントン叩く手技"として教科書や看護書で目にしたことがあるかもしれませんし,実際に行ったことがあるかもしれません．

その実際や根拠については第4章（**94ページ**）で詳しく示しますが,少なくとも筆者は,これらを"呼吸理学療法"とよんだり,痰を出すための手技の"代表選手"として紹介するのは,相当乱暴なやり方だと思っています．

しかし,痰を出すために胸部や背部に力を加える手技は,呼吸理学療法という言葉を借りて大きく広まり,あたり前のように実施されてきました．おそらく今もそうでしょうし,呼吸理学療法＝排痰法ととらえている看護師も多いのではないでしょうか．

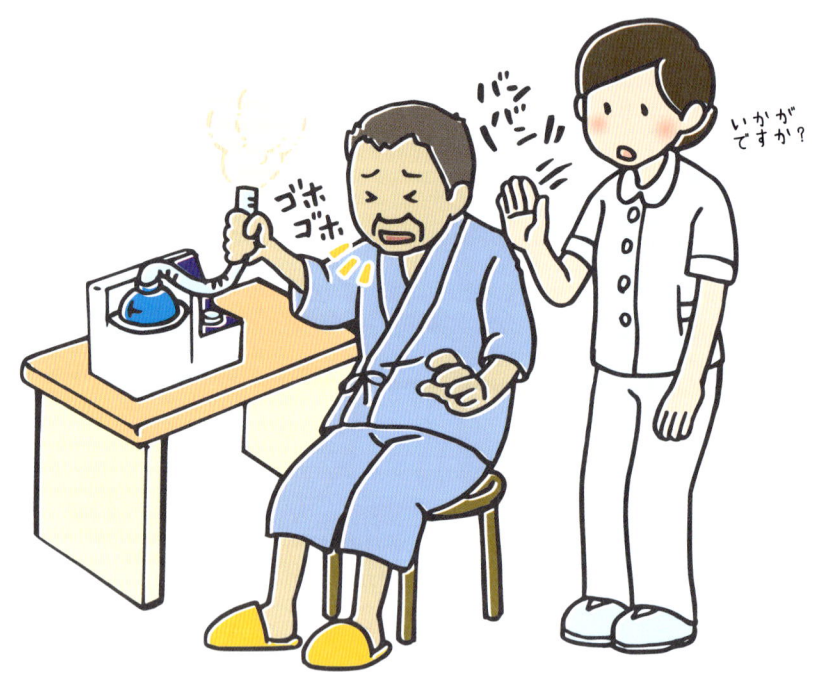

これって呼吸理学療法？

呼吸理学療法を行う前にやるべきことがある

本書の主張の1つに,呼吸理学療法は排痰を促すために優先的に行うべき手技ではないというスタンスがあります．

効果の是非はいろいろあるでしょうが,それよりも前に,看護師だからこそやらなければならないことがたくさんあると思うからです．

咳嗽については評価したでしょうか？ 適切な体位ドレナージを行ったでしょうか？ 患者は脱水気味ではないでしょうか？ また,病室の湿度を気にかけてみたでしょうか？ 看護師にとって,排痰援助における代表選手は,むしろこれらの項目です．

でも,確かに,各要素を十分に配慮しても,排痰がむずかしいと感じる場面があると思います．ではそのときにはどうするのか．胸に手を添えて力を加えていいのだろうか．もちろんその答えも,本書ではきちんと示します．

D もう一度考える，なぜ，どんなときに吸引・排痰をするのか

1 痰を自力で出せない，痰による影響が大きい

痰を自力で出せない

生体には気道分泌物を気道から排出するクリアランス機能が備わっていることを述べました（**12ページ**）．気道分泌物は線毛運動に乗り粘液として運ばれ，ときに重力という力が促進力となり，咳嗽という爆発的な反射が必要時に発揮されます．

本来，こうしたしくみが働いて自力で痰を排出できるのですが，気道分泌物＝痰が多量であったり，高粘稠度であったり，さらに高齢や疾患，鎮静により咳嗽反射が障害されていると，自力で排出することが不十分，もしくは不可能となり，気管吸引などの排痰援助の考慮が必要となります．

痰による弊害がある

そして，痰を取るすべての援助に期待されているのは，痰が存在することによる弊害を防ぐことです．

すぐに思いつくのは，窒息の予防でしょう．「粘稠な痰が気管チューブを塞ぐ」という急変事例は，けっして珍しいものではありません（**33ページ**）．

また，無気肺の予防，ガス交換障害の予防，気道抵抗の正常化，肺感染の予防などが挙げられます．気道の分泌物を取り除き，その結果として気道の開存（確保），そして正常なガス交換環境を提供することが，最大の目的となります．

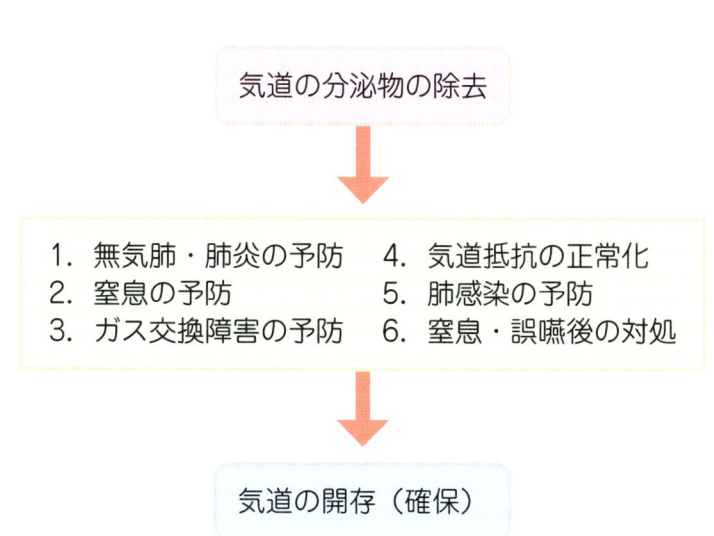

痰による弊害が起こるメカニズム

痰による身体への影響を正しく評価できるようになるためにも，痰による弊害がどのように起こるか確認しておきましょう．

①無気肺・肺炎

無気肺（pulmonary atelectasis, pulmonary collapse：アテレクターシス，肺拡張不全，肺胞虚脱）とは，肺葉またはその一部の不完全な膨張状態を示す病理学的表現です．肺が拡張しないために生じる「1次性無気肺」と，肺が拡張したあと空気が吸収されるために生じる「2次性無気肺」とがあります．

痰が気管支を閉塞し，そこより末梢の肺に空気が行き届かなくなると，肺胞内に存在する空気が吸収されることで肺胞が虚脱し，無気肺が起こる可能性があります．これが**4ページ**の"痰を取らないと無気肺になる"という根拠です．

また，無気肺になると，分泌物によって肺胞の死腔が増えます．死腔の奥は細菌の温床となり，感染が発生し，肺炎を引き起こします．

②窒息

痰の分泌量が過剰で粘稠痰だと，気道に詰まって窒息を起こすことがあります．また，人工気道を使用している患者の場合，痰が気管チューブを塞ぐことで窒息が起こります．

③ガス交換障害

無気肺の状態など肺に空気が行き渡りにくくなると，肺胞におけるガス交換の能力が下がります．結果，呼吸困難や息切れなど呼吸状態の悪化，疾患の悪化などが生じます．

④気道抵抗の異常

痰が気道に貯留すると，気道が狭くなり，気道内圧が上昇します．気道内圧の上昇は，組織に強い圧迫をかけてしまいます．圧迫が持続すれば，気道や肺へ損傷を与えることにもなりかねません．

⑤肺感染

痰には，全身状態によっては，血液から細菌やウイルスなどが混入することがあります．また，通常の呼吸を通して外部からも進入し混入します．そのような痰が気道に長く貯留すると，肺膿瘍などの肺感染のリスクが高くなります．

2 排痰援助には危険がいっぱい

合併症を防ぐための排痰援助にも合併症がある

気管吸引などの排痰援助は，痰の貯留による合併症の予防，そして気道の開存という大きな役割があります．

しかし，序章で示したように，その期待できる効果の一方で，身体に大きな侵襲を与える可能性があります．"苦しく感じる"ということはもちろんですが，今度は，排痰援助によって重篤な合併症をまねくこともありえます．

具体的に言えば，低酸素血症・高炭酸ガス血症，肺胞虚脱・無気肺，気道粘膜損傷，気道感染，気管支攣縮，不整脈・徐脈，高血圧・低血圧，頭蓋内圧亢進，臓器血流の低下，冠動脈攣縮などです（**42ページ**）．

> **Column** 痰を取ると無気肺になる？
>
> 　無気肺は，肺胞内に存在する空気が吸収されることで肺胞が虚脱し起こります．この，肺胞内の空気の吸収は，気管吸引によっても起こりえます．
>
> 　たとえば，末梢気道が収縮し，肺胞が虚脱するほど強い陰圧を加えながら，気道を塞いでしまうくらい奥まで吸引カテーテルを挿入したらどうなるでしょうか？
>
> 　太い気道（気管）は強い軟骨によって支持されていますが，末梢気道にはそれがありません．そのため，末梢気道や肺胞に強い陰圧がかかれば容易に末梢気道は収縮し，肺胞は虚脱してしまうでしょう．
>
> 　健常な肺の場合は，吸引をやめれば再び回復し正常化するでしょう．しかし，炎症や末梢循環不全の状態で脆弱化した組織では正常化せずに，無気肺を形成してしまう場合もあるのです．
>
> 　これは気管吸引に限ったことではありません．たとえば著しく高い圧力で胸郭を圧迫することも同様です．胸郭を圧迫した圧力が末梢の気道内圧を上回ってしまえば，軟骨によって支持されていない末梢気道，肺胞が虚脱し，無気肺となるのです．
>
> 　このように，無気肺の予防目的で行った気管吸引や呼吸理学療法が無気肺を引き起こすこともあるのです．このことからも，"痰を取らないと無気肺になる"という理由のみによる気管吸引のルーチンは見直すべきと言えます．

　これらは，必要以上に気管吸引を実施したり，吸引時間，吸引圧，吸引カテーテルの操作などで適切な方法を怠った場合にも助長されます．呼吸理学療法として患者状態を無視して胸郭を圧迫してしまうと，外傷や無気肺といった合併症を与えてしまうケースもあります．

　合併症は，もともとこれらの排痰援助が盲目的方法であることも大きく影響しています．気管吸引時に吸引カテーテルの先を目視することはできません．呼吸理学療法にしても，加えた外力が各臓器・器官にどのような影響を与えているのか，さらに貯留している痰にその力が届いているのか，まったくわかりません．

では，どうやって排痰援助を行うのか

　これらの弊害が，安易な排痰援助を行ってはならない大きな理由です．ですから，少なくとも排痰援助を行うことが妥当であるというアセスメントをしたうえで，できるだけ生体にとって侵襲の少ない方法で対応していくことが必要になります．

　つまり，外部からの操作を加える前に，生体の気道クリアランス機能を整え，重力などの促進力の活用を優先的に選択すべきだということです．

　ここまでの内容をふまえて，排痰援助の手順をアルゴリズムにして示します（図6）．気管吸引の検討内容は次章で，実施方法は第3章で詳しく解説します．また，吸引以外の排痰援助については第4章で説明します．排痰援助の全体の手順を確認したうえで，

各手技について学んでください．

　最後にもう一度強調しておきますが，今行っている排痰援助は必要なのか，その気管吸引は必要なのかを考えることから始めてください．

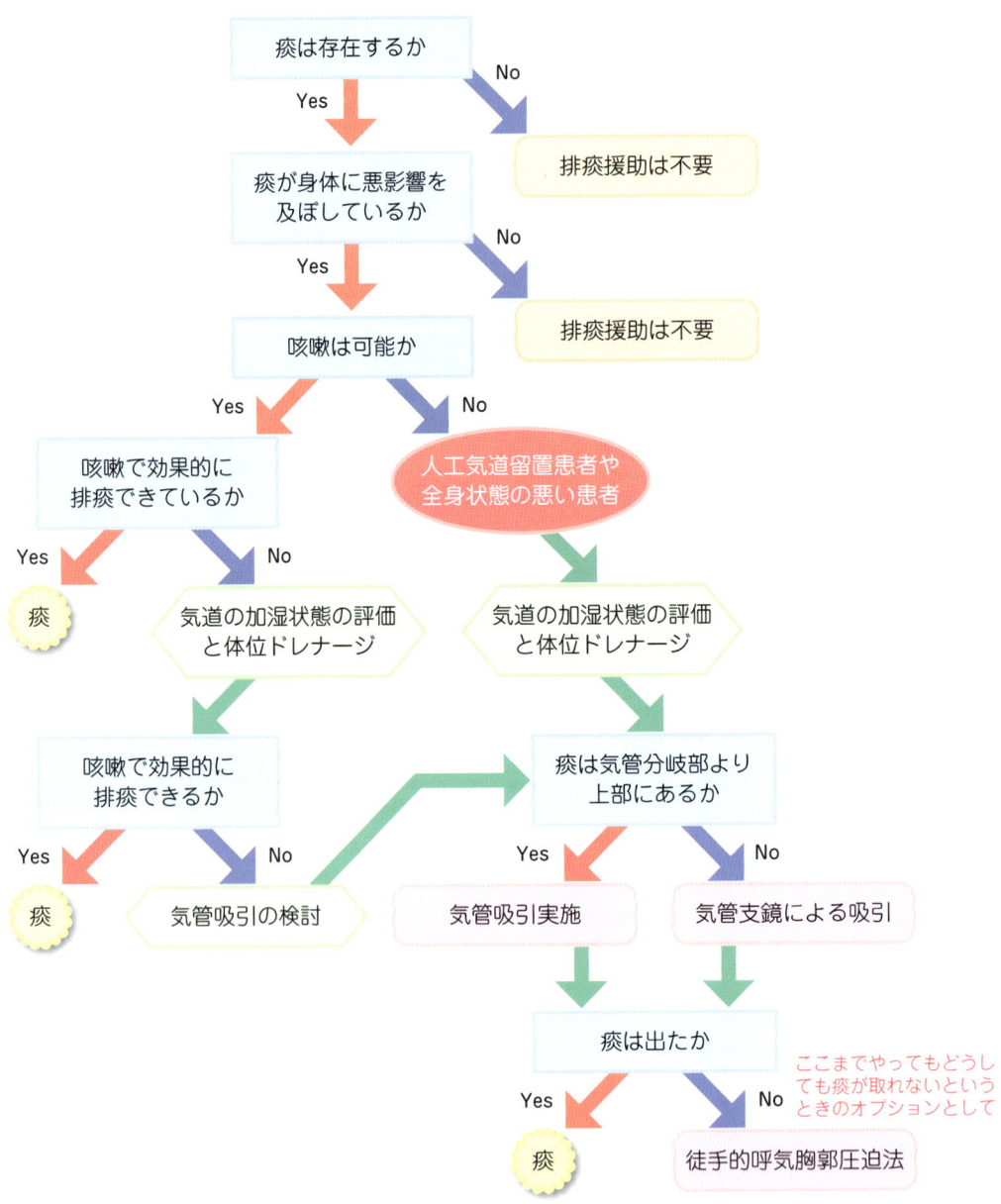

図6　排痰援助のアルゴリズム

第2章 気管吸引 なぜ，いつ，どのように行うか

A　気管吸引とはどんな手技か

一見，安全な手技に見えるけれど

　気管吸引は，気道に存在する痰を，気管に挿入した吸引カテーテルに陰圧をかけることによって，気道の外に引き出す手技のことを言います．看護手技としては，空気の出入りを妨げる気道分泌物を除去する気道浄化法の1つとなります．

　しくみ自体は単純です．用意する物品も，一般的に行われている開放式気管吸引では，吸引カテーテルに吸引ビン，陰圧のためのアウトレットが必要なくらいです．

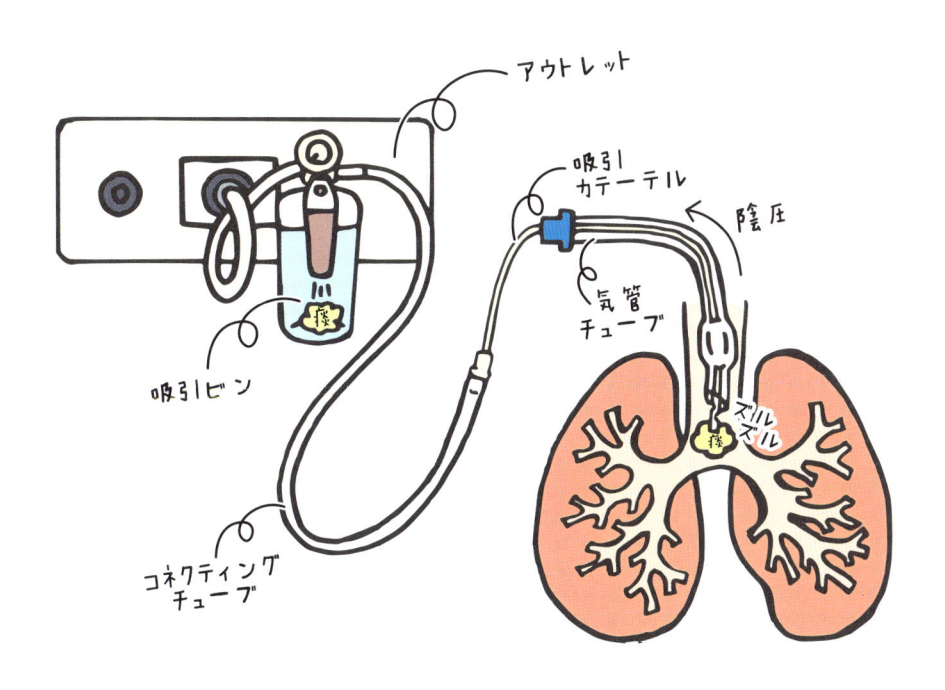

注射のように針で侵襲を与えることや，薬剤が体内に送り込まれることもありません．結果として，気道にある不要な"痰を取り去るだけ"なので，一見，むずかしい手順も必要なさそうです．

　この，"誰でもできる日常的なケア"に思える点が，"ルーチン業務"として行ってもよい"安全な手技"という認識になりがちな理由なのだと思います．しかしその実際は，本書で繰り返し述べてきたように，気管吸引は安易に取り組んではいけない侵襲的な手技なのです．

気管吸引，昔と今

　気管吸引について，危険性や正しい手技の必要性に注目が集まり始めたのは，ここ最近のことです．2007年には，日本呼吸療法医学会によって『気管吸引のガイドライン』が示されました．それらの裏付けもふまえ，ようやく看護の教科書などにも，吸引圧，吸引カテーテルの挿入の深さ，感染対策など，守らなければならない基本が載るようになりました．

　けれども，臨床現場では，まだまだ"昔ながらの方法"が残っています．それだけ，気管吸引がルーチン業務として実施されてきた時間が長かったと言えます．看護の臨床実践の多くは，現場で実際に行って慣れて覚えることです．まずは先輩がやっているのを真似てみるのは自然なことです．

　「2時間ごとに気管吸引をしないと患者が無気肺になる」と怒られて，とにかく気管吸引を行ったという結果を残すためだけに痰を引く……．痰の貯留による無気肺は確かに起こりえます．しかし，この場合の「2時間ごとの気管吸引をしなかった」ことが原因にはなりません．むしろ，2時間前の気管吸引が無気肺を引き起こした可能性だってあります（**25ページ**のコラム参照）．「なぜ？」「本当に正しいの？」という，看護師のもつべき視点に欠けていたことは否定できませんね．

　でも，これからは，本書で示した方法を実践してみてください．そして，「2時間ごとに気管吸引をしなくて怒られた」という時代から，「アセスメントが不十分なまま無駄な気管吸引を行ってしまって怒られた」という時代に変わることになれば，筆者としては嬉しい限りです．

気管吸引は危険なだけの手技？

　では，気管吸引は，ただただ危険な手技かと言うと，それも違います．目的や適応，アセスメントと正しい手技，これらの基本をマスターすれば，できる限り安全に行うことは可能です．次項以降でそれらを学びます．そして，すべきであると判断したなら，すみやかに実施し，合併症を防ぐことです．

　安易に考えてはなりませんが，必要以上におそれることもありません．気管吸引が看護師にとって，日々必要になる業務であることも間違いありません．「たかが吸引，されど吸引」このくらいのバランスで取り組んでみてはいかがでしょうか．

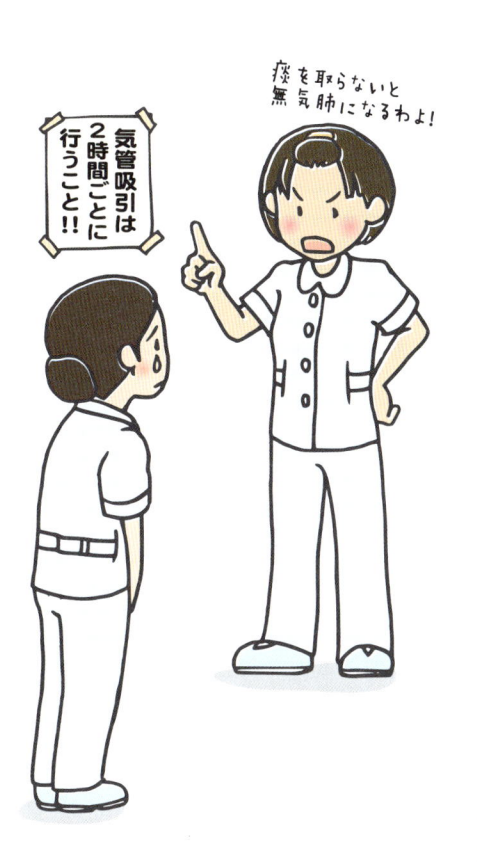

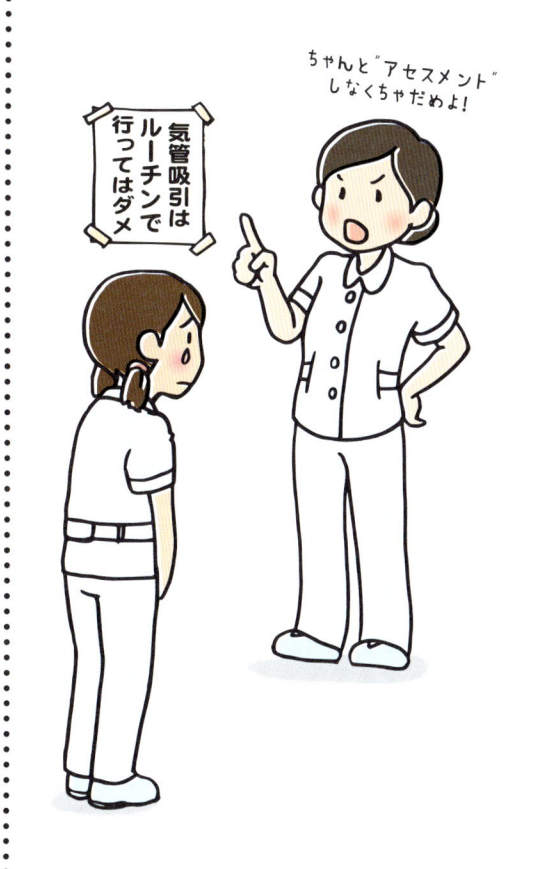

これまでは・・・ | これからは・・・

B 気管吸引は，なぜ，どんなときに行われるのか

1 気管吸引の目的とは

　気管吸引は，吸引カテーテルを用いて痰（や異物）を気道から取り除くことによって，気道が塞がることなく開放された状態に保つこと（気道の開存）を目的としています．

　痰の除去による気道の開存は，痰の貯留によって想定される合併症（**23ページ**）を防ぐことにつながります．たとえば，もっとも危険な事態は窒息であり，痰（や異物）による気道閉塞が原因で，それが引ける状態にあるなら，気管吸引はいちばんの適応と言えます．

2 気管吸引の適応とは

　気管吸引の適応について，厳密なルールを決めることはできないと言っていいでしょう．なぜなら，気管吸引が行われる場面は多岐にわたるからです．

　たとえば，細かな適応を考慮する以前に，少なくとも緊急事態を回避するため，たとえルーチンであっても吸引するしかない状況もあります（誤嚥，窒息の予防が必要な状況など）．

　ですから，ここで述べる気管吸引の適応は，入院中の患者に限定して考えます．評価するのは専門職です．であれば，「痰が原因で気道の狭窄や閉塞などの障害がもたらされている（もたらされるおそれがある）のでなければ，気管吸引を行うべきではない」という大前提に立つべきでしょう．気管吸引は侵襲的な手技であり，十分に適応を見極めなければならないからです．

一般的な適応と考えられていたのは

　臨床現場における気管吸引の一般的な適応としては，①人工呼吸器を装着している患者で，②なんらかの指標により低酸素血症が認められた場合，というのが大半だったと思います．人工呼吸管理中でSpO_2が低下していれば，その患者に2時間ごとの吸引のオーダーが出る．そんな状況でした．

　しかし，これだけでは気管吸引を行っていい条件を満たしません．気管吸引の適応は，もっと根拠を積み重ねる必要があります．

気管吸引の適応の実際：ガイドラインをふまえて

　2007年，成人の人工気道（気管挿管，気管切開）を有する患者限定ながら，気管吸引の適応が示されました．それが『気管吸引のガイドライン』（日本呼吸療法医学会 コメディカル推進委員会 気管吸引ガイドライン作成ワーキンググループ）です．ここでは，気管吸引が「適応となる患者」と「適応となる状態」として条件を示しています．

気管吸引のガイドライン

●適応となる患者（被吸引者の条件）
　1）気管切開，気管挿管などの人工気道を用いている患者．
　2）患者自身で効果的な気道分泌物の喀出ができない場合．

●適応となる状態
　1）患者自身の咳嗽やそのほかの侵襲性の少ない方法を実施したにも関わらず喀出困難であり以下の所見で気管に分泌物があると評価された場合．
　　ⅰ）努力性呼吸が強くなっている（呼吸仕事量増加所見：呼吸数増加，浅速呼吸，陥没呼吸，補助筋活動の増加，呼気延長など）．
　　ⅱ）視覚的に確認できる（チューブ内に分泌物が見える）．
　　ⅲ）胸部聴診で気管から左右主気管支にかけて分泌物の存在を示唆する副雑音（断続性ラ音）が聴取される，または呼吸音の低下が認められる．
　　ⅳ）胸部を触診しガスの移動に伴った振動が感じられる．
　　ⅴ）誤嚥した場合．
　　ⅵ）ガス交換障害がある．血液ガスや経皮的酸素飽和度で低酸素血症が認められる．
　　ⅶ）人工呼吸器装着者：
　　　　a）量設定モード使用の場合：気道内圧の上昇が見られる．
　　　　b）圧設定モード使用の場合：換気量の低下が見られる．
　2）喀痰検査のためのサンプル採取のため．

＊適応となる状態 1）-ⅵ）ⅶ）については，これら単独では気管吸引の適応とはならない．あくまで 1）-ⅰ）〜ⅴ）の状態が存在することが重要な条件であり，1）-ⅵ）ⅶ）は付帯的な条件と考えるべきである．

　ガイドラインに補足を加え，気管吸引による痰の排出を行っていい場面（適応）を具体的にまとめると，次のようになるでしょう．ポイントは，気管吸引は，最後の手段ということです．
　①気道に痰が存在し，患者自身で痰が出せない状態にある．
　②気管吸引以外の排痰援助（気道の加湿状態の評価と体位ドレナージ）を行ったが，やはり自力で痰の喀出がうまくいかない．
　③痰が存在することが原因で，患者に悪影響が出ている．
　④気管吸引が可能な気管分岐部より上部に痰が存在する可能性が示唆されている．

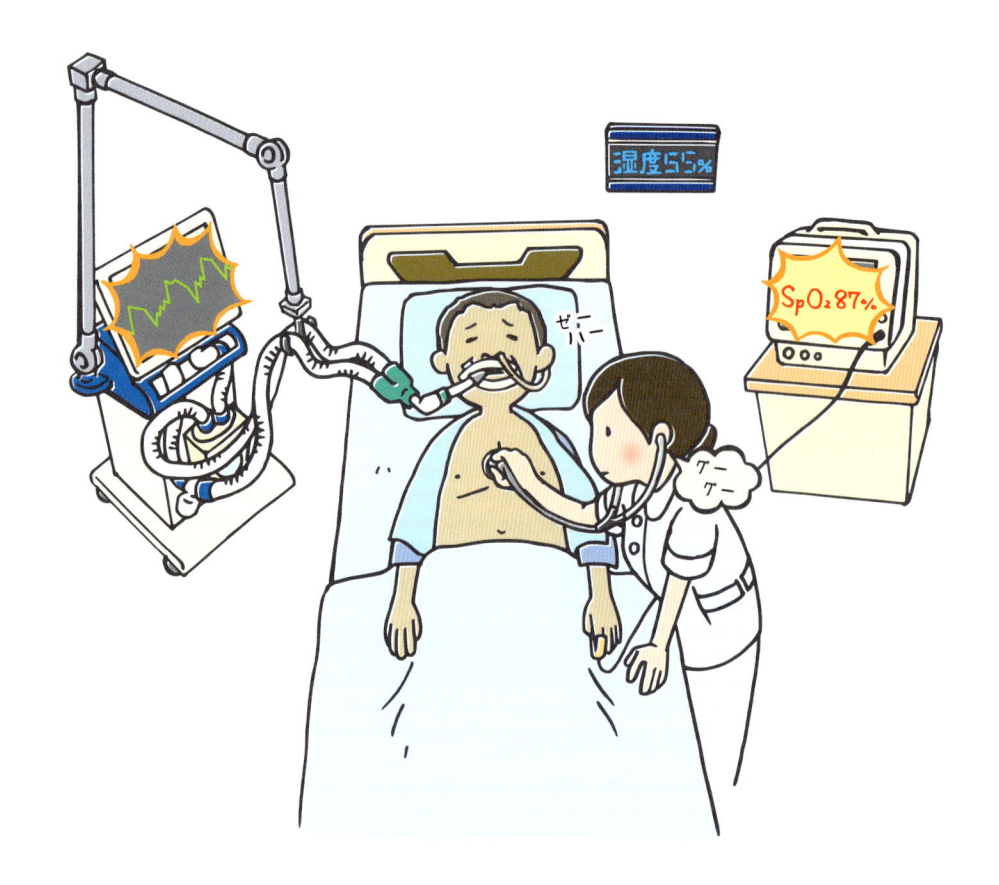

上記のどれが欠けても，気管吸引の適応にはなりません．①，②を把握し，③をさまざまな情報からアセスメントし，④を確実に聴診します．これらがそろって初めて，気管吸引を行う理由が明確になります．では，それらをどう評価するのでしょうか．アセスメントの実践は，次項で解説します．

気管吸引に禁忌はあるか

　気管吸引をやっていい場面には，いくつかの条件があることを示しました．逆に，気管吸引を絶対に"やってはいけない"場面はあるのでしょうか．

　『気管吸引のガイドライン』では，気管吸引の絶対的禁忌はないとしています．なぜなら，気管吸引の目的の1つに，窒息への対応があるからです．ガイドラインの適応となる状態1)のⅴ）誤嚥した場合はそれにあたります．

　誤嚥などによる気道閉塞が起これば，気管吸引による気道確保が最優先で行われるべき対応の1つです．いくつかの合併症を考えても，気道確保より考慮されなければならない危機的状況はありえないでしょう．

　もちろん，相対的禁忌はあります．患者状態や引き起こされうる合併症をふまえ，各場面で検討されます．このことは本章D項（41ページ）で詳しく述べます．

C 気管吸引の適応をどうアセスメントするか

前項で，気管吸引の適応を①〜④として挙げました．では，具体的にどのようにアセスメントしていけばいいか，その中心となる痰の存在の見極めと，痰の患者状態への影響の評価について示していきます．まずは，痰があることのとらえ方です．

1 痰があることをどう見抜く？

気管チューブ内に痰が見られる

1) 気管チューブの内壁に痰が付着している

痰があるかないかは，目で確認できるに越したことはありません．もちろん，普通は気道にある痰をのぞき見ることはできません．ですから，気管チューブの内壁に付着している痰を1つの目安にするわけです．少なくとも，"出せそうな痰がある"と予想できますね．

2) なぜ，気管チューブ内に痰があるのか

ただし，なぜ，気管チューブ内に痰が付着しているのかという点は，さらにアセスメントしなければなりません．

目で確認できる場所まで痰が吹き上がっているとすれば，相当多量の分泌物が気道に存在しているとも考えられます．できればそのような状況になる前に，気管吸引すべきだったかもしれません．もし気管チューブの途中で粘稠な痰が詰まったとしたら，窒息のおそれもあります（写真）．

また，自力で痰が出せない患者にもかかわらず，咳嗽による痰の喀出がされていたとしたら，咳嗽反射を誘発する過剰な刺激が気道に加わっている可能性もあります．人工呼吸器の設定や，患者の自発呼吸や鎮静状態など，人工呼吸管理上の問題点がないか，再確認しておくとよいでしょう．

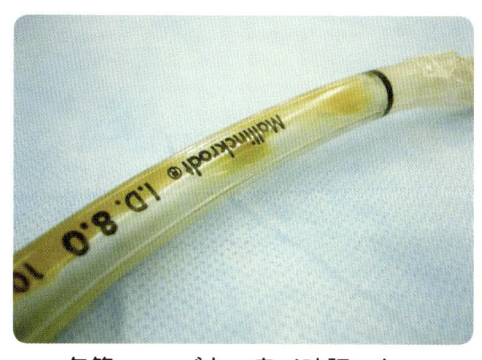

気管チューブ内に痰が確認できる 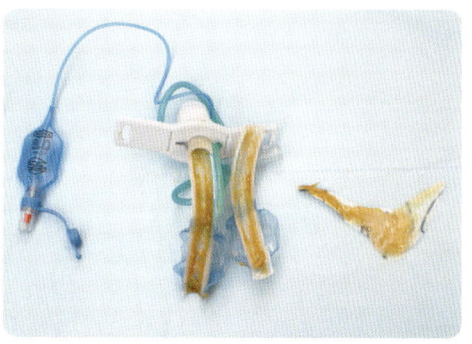　　気管切開カニューレを閉塞させた痰

気管から主気管支にかけて副雑音や呼吸音の減弱が聴取できる

1）気管から主気管支にかけて副雑音を聴取する

　痰の存在を確認する基本が，聴診による副雑音の聴取です．そして，その副雑音が気管から主気管支にかけて聴けるかどうかがもっとも重要です．

　なぜなら，気管吸引では，基本的に気管分岐部より上部に存在する痰しか引くことができないからです．

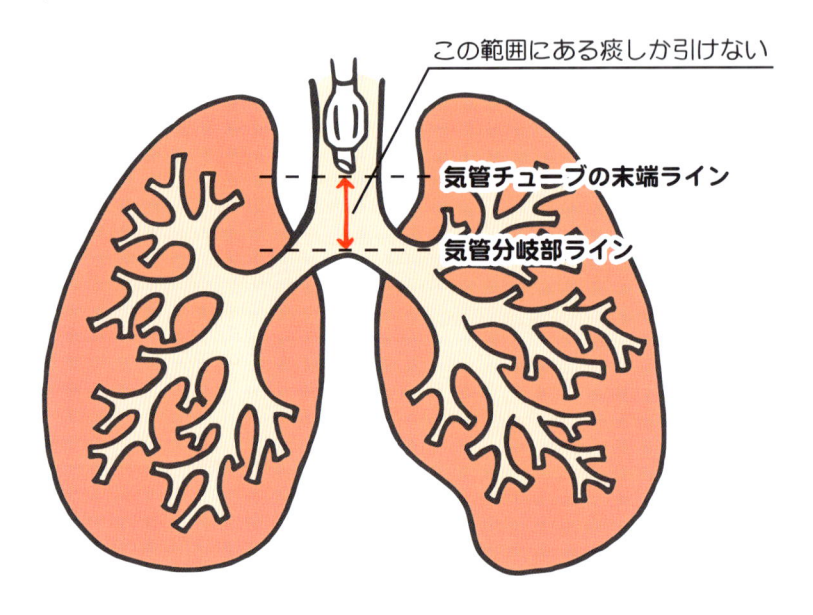

　聴診は，気管分岐部の位置をイメージし，左右の頸部から胸部へ，つまり気管から主気管支へと行うのがよいでしょう．頸部で聴診を行うのは，呼吸音が「ザーザー」と大きな音で聴き取りやすいためです．

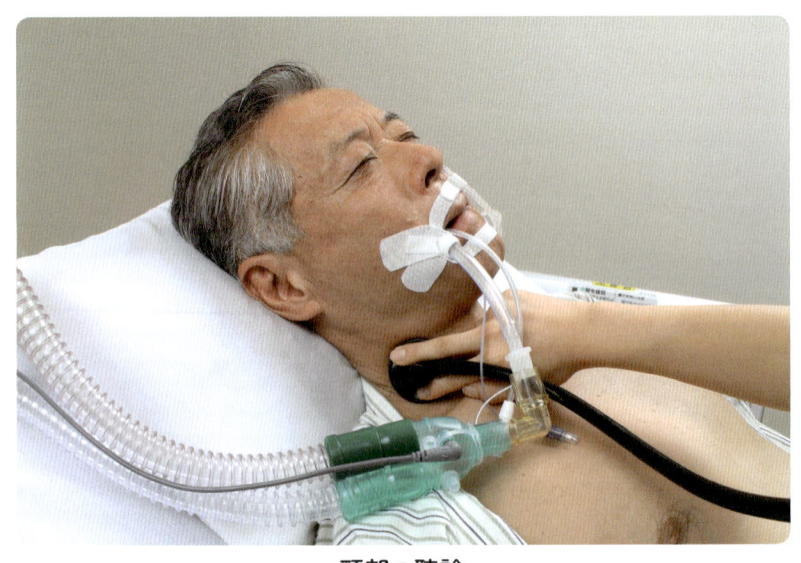

頸部の聴診

2）副雑音や呼吸音の減弱が聴取できる

痰の存在が予想できるのは，副雑音が聴こえたまさにその部位です．また，空気の通り道が狭くなるため，呼吸音自体が小さく聴こえることもあります．

3）副雑音の種類

副雑音は表1のように細かく分類されていますが，<u>臨床的に多いのはロンカイとよばれる副雑音</u>でしょう．比較的低調で，グーグーといびきに似た音として聴こえます．このロンカイと混同されやすいのが舌根沈下です．舌根沈下によってロンカイが聞かれ，痰を引こうとしても引けない，という間違いがよく見られますので注意してください．

なお，表のどの副雑音も「痰の存在」を肯定も否定も確実にできるものではありません．『気管吸引のガイドライン』（31ページ）には「断続性ラ音」が目安として示されていますが，連続性のこともあります．前ページで述べた部位への聴診で副雑音が聴かれたら，気管から気管分岐部にかけて痰が存在する可能性を示す強い根拠があるととらえていいでしょう．

表1　副雑音（ラ音）の分類

分類		特徴
連続性ラ音	低音性連続性ラ音（ロンカイ）	咽頭から主気管支までの太い気道で，呼気時，吸気時，両方で聞かれる「グーグー」という音．炎症や腫瘍，分泌物の貯留による．
	高音性連続性ラ音（ウィーズ）	肺野全体の末梢気管支で呼気時だけ，または呼気時と吸気時に聞かれる「ヒューヒュー」という音．気管支喘息で多く聞かれるが，そのほかの原因による狭窄でも聞かれる．
	スクウォーク	ウィーズより末梢で聞かれ，より高音，ほとんど吸気相で聞かれる「ヒュゥヒュゥ」という音．粘稠な分泌物がある可能性が高い
	ストライダー（吸気時喘鳴）	中枢気管支で，ほとんど吸気相，頸部で聞かれる「ヒューヒュー」という音．上気道閉塞を示唆する所見であり，聴取した場合は緊急事態である．
断続性ラ音クラックル	細かい断続性ラ音（ファインクラックル，捻髪音）	細かい，高音性，短い「パチパチ，バリバリ」という硬い音．吸気終末期に聞こえる．閉じやすく，開きにくい肺胞が開く音．
	粗い断続性ラ音（コースクラックル，水泡音）	粗い，低調音，やや長い「パチパチ」とした鈍な音．吸気相初期から呼気相初期まで続く．気道に液体膜様物があり，呼吸に伴って破裂する音．

胸部への触診で振動を感じる

　気管吸引が可能な気管から気管分岐部にかけて痰がある場合，胸部を触診すると，呼吸や換気に伴って痰が移動し，振動として感じる場合があります．これも，痰の存在を示すサインです．

　聴診と同じように，気管から主気管支の位置をイメージし，**下の写真**のように両手を当て，軽く広げるようにします．振動の程度は，流れる空気の速度や量によっても異なりますが，人工呼吸器の深呼吸モードなど大きな換気で「振れ」を感じることが多いでしょう．

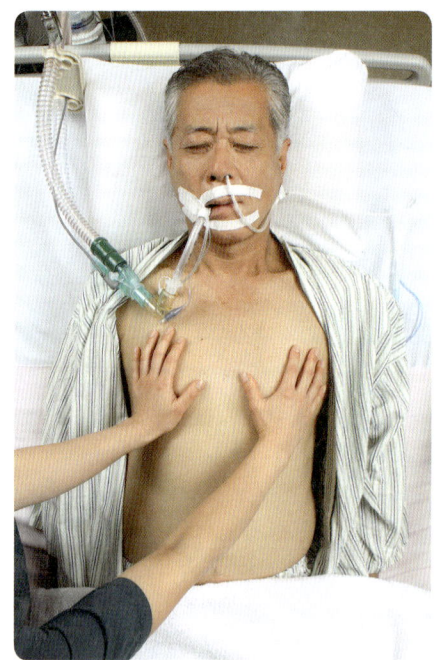

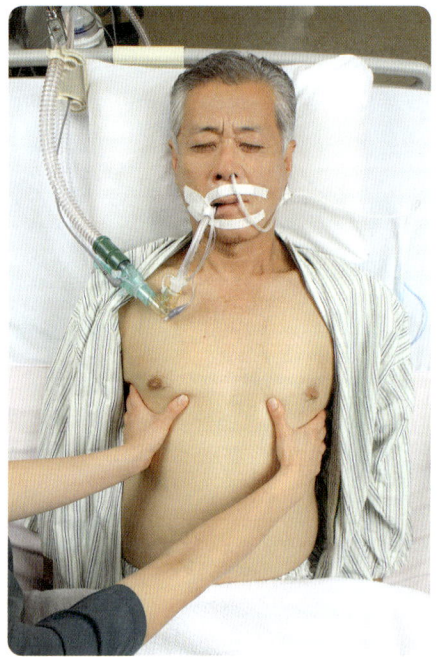

胸部の触診

2　患者状態への影響を評価する

　痰の存在とその部位を確認するのに有効な3つの基本方法（目視，聴診，触診）を示しました．

　次に，痰の影響で患者状態が悪化しているかどうかの評価方法についてです．まずは，痰による気道狭窄で，どのような呼吸状態となるかを理解することが重要になります．

努力性呼吸が強くなった

　痰が存在することで考えられる呼吸状態の悪化は，努力性呼吸の出現です．努力性呼吸とは，安静時の通常の呼吸では用いない呼吸補助筋を用いて行う呼吸を言います．努力性呼吸としては，呼吸仕事量増加による呼吸数増加，浅速呼吸，陥没呼吸，補助筋活動の増加（**次ページの写真**），呼気延長などがみられます．人工呼吸管理を前提にすれば，

注目しておきたいのは，浅速呼吸と陥没呼吸でしょう．
　呼吸状態の観察では，十分な換気ができないため浅く速い呼吸（浅速呼吸）が続き，呼吸数は2〜3倍くらいになります．
　フィジカルアセスメントでは，陥没呼吸や呼吸補助筋活動の増加によって，胸部が凹み，腹部が出っ張るような状態になります．人工呼吸管理中に見られた場合は，相当，呼吸仕事量が増加していると考えられます．

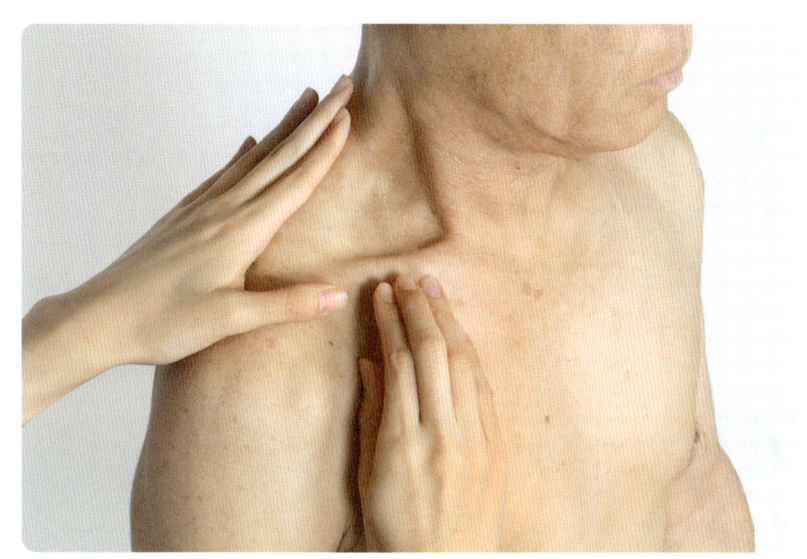

胸鎖乳突筋（呼吸補助筋の1つ）の緊張や鎖骨上部の陥没

バッキングの出現

　人工呼吸管理中に，なんらかの影響で咳嗽反射が誘発され咳き込む状態をバッキングと言います．臨床では多量の痰が気道を刺激した場合に起こることがあり，気管チューブ内に痰が吹き込むこともあります．
　また，次に述べる気道内圧の上昇によってもバッキングが起こることもあり，痰の存在を含めた気管吸引の適応を裏付けることがあります．

さらに患者状態への影響を調べる

　視診以外にも患者状態を把握するいくつかのパラメータがあります．
　『気管吸引のガイドライン』（31ページ）では，vi）とvii）の2つを気管吸引の適応の付帯的条件としています．付帯的ですから，サポートする役目ということです．"おまけ"の条件とでも言えるでしょうが，臨床では，ときに強い根拠にもなります．

vi）ガス交換障害がある．血液ガスや経皮的酸素飽和度で低酸素血症が認められる

　ガス交換障害の有無は，PaO_2やSpO_2の低下を目安とします．酸素化に問題があれば，痰によって低酸素血症が起こっている可能性があると推測するわけです．

vii）人工呼吸器装着者で気道内圧の上昇，換気量の低下が見られる

　人工呼吸管理における気道内圧の上昇，換気量の低下は，ともに痰による気道狭窄の影響による場合があります．

グラフィックモニタの変化

また，PaO_2 や SpO_2 の低下，気道内圧の上昇や換気量の低下に加えて，臨床的には，痰の存在を気流の変化によって予測できることも多いでしょう．

図1は，人工呼吸管理中の正常な気道内流速曲線（time-flow curve，フロー曲線）です．気道内流速曲線は，横軸に時間経過，基線の上に吸気流速，基線の下に呼気流速が示されています．

①吸気開始と同時に波形は上向きに振れます．
②吸気が終了すると，波形は基線に戻ります．
③吸気終了後に呼気が開始し，波形は下向きに振れます．
④呼気が終了すると，正常な換気であれば波形は基線に戻ります．喀痰貯留や回路リークなどがあると基線に戻らないことがあります．

痰の貯留がある場合には，曲線に変化が確認できます．とくに，図2の細かな"ブレ"は，気道も含めた呼吸回路全体における，痰や水分といった液体の存在を示唆します．気道狭窄によって換気量が低下すると，図3のように曲線の凹凸が小さくなります．

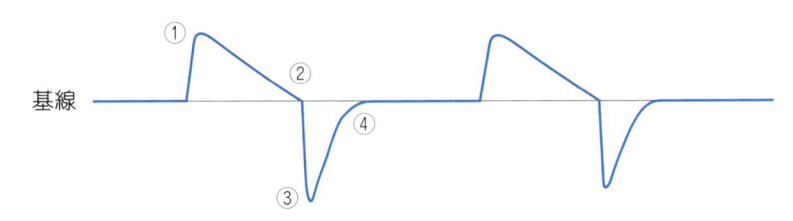

図1　正常なフローボリューム曲線

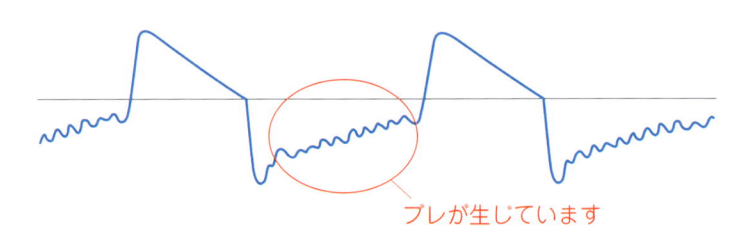

図2　痰の貯留によるブレ

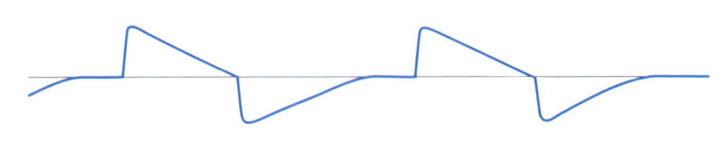

ブレが生じています

図3　気道狭窄による換気量の低下

3 それでも痰はないかもしれない

気管吸引の適応と根拠

ここでもう一度，気管吸引の適応を判断するフローをみてみましょう．

【気管吸引の適応を判断するフロー】

①気道に痰が存在し，患者自身で痰が出せない状態にある．

↓

②気管吸引以外の排痰援助（気道の加湿状態の評価と体位ドレナージ）を行ったが，やはり自力で痰の喀出がうまくいかない．

↓

③痰が存在することが原因で，患者に悪影響が出ている．

↓

④気管吸引が可能な気管分岐部より上部に痰が存在する可能性が示唆されている．

33～38ページで示してきたアセスメントが，この気管吸引の適応を根拠づける，もっとも臨床的な方法です．

実際の臨床現場では，聴診でa（痰の存在と位置）を確認し，b～eのパラメータに異常がある場合に，気管吸引の実施を判断することが多いと思います．

気管吸引実施のタイミング
a．気道分泌物の存在を示すと考えられる副雑音（ラ音）
b．SpO_2，PaO_2 低下
c．気道内圧の上昇
d．換気量の低下
e．バッキングなどの出現

本当に痰があるかはわからない

しかし、これらの指標すべてがそろっていたとしても、確実に痰の存在が示されるわけではありません。盲目的である以上、気管吸引で無理なく除去が可能な気管分岐部より上部に痰があることを保障はできません。

さらに、異物誤嚥による完全気道閉塞という絶対的適応を除いて、その分泌物が、気管吸引による侵襲を差し引いても除去すべきものであるかどうかも、確実な判断はできないでしょう。以下に少し例を示します。

1）SpO_2 低下の不確かさ

たとえば、臨床でもっとも一般的に、気管吸引を"する""しない"の判断材料とされているのはSpO_2の低下でしょう。しかし、SpO_2が低下したから"痰があってその影響で呼吸状態が悪化している"とするには、あまりに情報が不確かですよね。

なぜなら、ほかの数多くの原因によってもSpO_2の低下は起こるからです。体動によってだって、SpO_2は低下するのですから。

もっと言えば、SpO_2低下を理由に気管吸引を行うことで痰があるかないかを知る、なんてことが仮にあったなら、目的と手段をまったく逆にした行為になります。

2）バッキングとファイティングの見分けのむずかしさ

バッキングの原因の1つは、痰などによる気道への刺激です。一方、人工呼吸管理では、呼吸器の設定と患者の自発呼吸の程度に差があった場合に、人工換気の吸気と自発呼吸の呼気がぶつかってむせてしまう現象、ファイティングが起こりえます。

そして、このファイティングとバッキングの症状はとても似ており、臨床でその相違を見分けることは簡単ではありません。

総合的な判断力で適応を見極める

つまり、気管吸引の実施を決めるにあたって、今まで挙げた指標のうち、どの1つだけが優先されることはありません。前ページで示したとおり、"気管分岐部レベルに痰が存在するかもしれない"ことを聴診・触診で把握し、呼吸状態を表す複数のパラメータが異常な変化を示している場合に、気管吸引の必要があると判断します。

総合的なアセスメントなしに気管吸引の実施を決めることは、患者への侵襲的行為を理由なく行い、多くの合併症を誘引することになります。本章の最後は、気管吸引の合併症の理由と対応方法についてみていきます。

D 気管吸引の合併症は，なぜ起こるか，どう対応するか

1 これだけある身近な合併症

無気肺，気管支攣縮など

　生体にとって侵襲的な行為であり，盲目的な手技であるため，気管吸引は十分に適応を吟味しなければなりません．ほかの侵襲の小さい手段で排痰ができるのであれば，むしろ，"避けたい手技"ともなります．

　第1に，「患者に苦痛を与える」ことは何度も述べたとおりです．

　第2に，前述（24ページ）のように，多くの合併症が考えられるためです．呼吸器以外にも，臓器血流の低下，冠動脈の攣縮などの報告もあります．それぞれ簡単にその理由と対応方法をみておきましょう（次ページの表2）．

　表2に挙げた中でも，とくに，気管支粘膜の損傷，低酸素血症，無気肺，血圧変動は頻度の高い合併症なので，その理由と対応方法はしっかり理解しておいてください．

気管吸引の相対的禁忌と急変

　気管吸引によって，どのような合併症がなぜ起こるのかを確認しました．これをふまえて，改めて気管吸引の禁忌について考えてみましょう．

　『気管吸引のガイドライン』では，気管吸引に絶対的禁忌はない（窒息への対応は最優先である）ことが示されています（32ページ）．

　では，相対的な禁忌はと言うと，けっして少なくありません．むしろ，たくさんあると言っていいでしょう．もちろん，適応を満たさない場合はすべてそうですが，患者状態がシビアな場合すべてにおいて，気管吸引は禁忌となるおそれがあります．

　表2でも示しましたが，循環器系では，心臓血管術後など，明らかに循環動態が不安定な状況で，どのような侵襲も防ぎたい場合がそうです．

　また，肺炎からARDS（急性呼吸促迫症候群）となった状態なども，呼吸器へのいかなるダメージも避けたい場面でしょう．

　気管吸引が患者の回復に，いかに大きなダメージを与えるかは，とっても深刻な問題なのです．以下に，筆者が知る気管吸引による急変事例を2つ紹介します．気管吸引の実際を次章で学ぶ前に，気管吸引による急変はけっしてまれなケースではないことを確認しておいてください．

表2　気管吸引の合併症の理由と対応方法

合併症	なぜ起こる？	どう対応する？
気管支粘膜の損傷	吸引カテーテルを深く入れすぎ，気管分岐部を傷つけることで起こりやすい．出血がみられることもある．	事前に挿入の深さを把握し，気管分岐部の手前でとどめるようにする．
気道感染	不衛生な吸引手技により病原微生物が気道に持ち込まれた場合に起こる．	衛生的な正しい吸引手技を行う．
低酸素血症	開放式気管吸引時，呼吸器回路を外すと無呼吸状態となり，酸素濃度が低下する．それが長時間だと，低酸素血症となる．	開放式気管吸引では避けにくい．事前に酸素化し，短時間で侵襲を小さく実施する．閉鎖式気管吸引回路が有効．
気管支攣縮	吸引カテーテルの刺激などが，気道平滑筋の痙攣を起こし発生する．喘息様症状となり危険である．	ていねいな手技で行うしかない．発生時は，気管支拡張薬などで，呼吸困難をおさえる．
無気肺	開放式気管吸引時，呼吸器回路を外すと気道内圧の陽圧が解除され，肺胞は一気に虚脱する．もともと機械的に肺胞を拡張させており，吸引後の回復は遅く，再拡張も不十分になりやすく，無気肺となる．	頻繁な吸引を避ける．閉鎖式気管吸引回路が有効．
不整脈	気道への刺激は交感神経に働く．結果，アドレナリン，ノルアドレナリンの分泌が起こり，心拍数上昇につながる．心室期外収縮，ひいては，致死的不整脈のおそれもある．逆に，副交感神経に働き迷走神経反射に及んだ場合は，徐脈やめまいなどの症状にもつながる．	モニタリングが重要なのはもちろん，やはり安楽な手技をこころがける．最小限の時間で行うことは必須．
血圧変動	不整脈と同様のメカニズムで心拍出量が増え，末梢血管が収縮した結果，血圧が上昇する．迷走神経反射による血圧低下も起こる．	モニタリングが重要．吸引中だけでなく，吸引後も血圧変動に注意する．循環動態が不安定な場合の排痰は非常にむずかしい．気管支鏡も視野に入れる．
頭蓋内圧亢進	不整脈と同様のメカニズムで脳血流量が増え，脳血管の自動調節能を超えた場合に起こる．	著しい血圧の上昇を認めたら，いったん吸引操作を中止する．
臓器血流の低下	気管吸引によって，交感神経が過度に興奮すると末梢血管が収縮して臓器血流が低下する．また，過度な副交感神経の興奮を誘発する場合もあり，心拍出量の低下，末梢血管の虚脱から臓器血流が低下する．	著しい血圧の上昇，または低下を認めたら，いったん吸引操作を中止する．
冠動脈攣縮	気管吸引から冠動脈攣縮が起こり，結果心停止となった報告例がある．気管吸引の刺激によると推測され，その侵襲性を示す例である．	気管吸引の適応を見極めて行うしかない．血圧変動と同様に，気管吸引をしない選択も考える．

> **事例1** 気管吸引後に不整脈

心臓血管術後の患者で，状態は非常に落ち着いていた．病棟では，術後，SpO₂ が回復していない患者には，3時間ごとの気管吸引が実施されていた．術後2日目の気管吸引時に急に血圧が上昇し，VT（心室頻拍）が出現．そのまま心肺停止に陥った．

→循環動態は落ち着いていたが，あくまで絶対安静の状態という条件付きであった．SpO₂ 低下は重要なサインだが，それが痰によるものかは不明である．90%以下に低下するような状況でなければ，低めで維持できたはず．どこかの気管吸引で，期外収縮などが現れていた可能性もある．

> **事例2** 気管吸引後に呼吸停止

COPD患者が肺炎から増悪し，人工呼吸管理となった．気道分泌物が多く，頻繁に気管吸引（開放式）を実施していた．ある吸引時に，急に気道内圧上昇のアラームが鳴った．すぐに吸引を中止したが，気道内圧はなかなか戻らず，また，低下した SpO₂ も回復しない．酸素化の手当てをし，医師をよんで対応したが，状態は戻ることなく，数日後に亡くなった．

→頻繁な気管吸引で無気肺を合併していたことが，その後のX線写真でわかった．吸引による気管支攣縮も重なり，低酸素血症は全身状態の悪化とともに戻ることがなかった．状態としては，ARDSであろう．気管吸引の相対的禁忌とも言える例であった．そもそも，このような患者状態では，閉鎖式への変更を検討するか，気管吸引を気管チューブ内に限ることで合併症のリスクをおさえ，アセスメントを適切に行っていくべきであった．

侵襲をより小さくするのが合併症を防ぐ条件

気管吸引自体の合併症とは言えませんが，気管吸引中やその後に，患者がひどく咳き込む場面を経験したことはないでしょうか．気管吸引が誘発する咳嗽反射の影響ですね．そのとき，バイタルサインに大きな変動はないかもしれませんが，患者は確実に体力を消耗してしまっています．

おそらく，気管吸引が必要となる場面の多くで，患者状態は非常にシビアであると言っていいでしょう．無駄にエネルギーを消費してしまうことが好ましくないのは明らかですね．

気管吸引時の合併症を防ぐためには，できるだけ侵襲を小さくする技術が必要です．つまり，①正しい技術，②実施中の生体への負の影響が小さい手段（顕性・不顕性にかかわらず）です．そして，③不要な吸引をしないことが重要になります．次章で手技の1つ1つを確認していきます．

第3章 写真でみる気管吸引の手順と根拠

A 気管吸引の方法

1 気管吸引の種類・方法を理解する

　気道に存在する痰の吸引方法は，気管への吸引カテーテルのアクセスルートと用いるデバイスの違いをふまえ，大まかに以下の3つに分類できるでしょう．

　①開放式気管吸引：人工気道（気管挿管）の患者に対して，いったん呼吸器回路を外し，大気に開放してから吸引する方法です．

　②閉鎖式気管吸引：呼吸器回路に吸引カテーテルを組み込むことで，人工呼吸器による補助換気を行いながら吸引する方法です．

　③気管切開口からの吸引：気管切開患者に対して行う吸引です．気管挿管の場合と同様に開放式と閉鎖式があり，それぞれの手技は気管挿管の場合に準じますが，挿入の深さなどに一部注意が必要です．

　なお本書では，口腔吸引は口腔にある分泌物を，鼻腔吸引は鼻腔にある分泌物を吸引する方法であり，気管にある痰を吸引するために気管へ吸引カテーテルを挿入するものではない（挿入してはいけない）という点で，気管吸引とは異なるものとして解釈します（**次ページのコラム**）．

　臨床で行われる気管吸引の多くは，開放式気管吸引だと思います．また，まだ使用される頻度は高くありませんが，閉鎖式気管吸引は開放式と比べてメリットがたくさんあります．そこでこの第3章は，開放式気管吸引と閉鎖式気管吸引の場合に分けて実施方法をみていきます．

　それぞれの特徴や場面を，図に示します．大まかな違いやポイントをつかんでから，次項から説明する各手技を確認してみてください．

① 開放式気管吸引

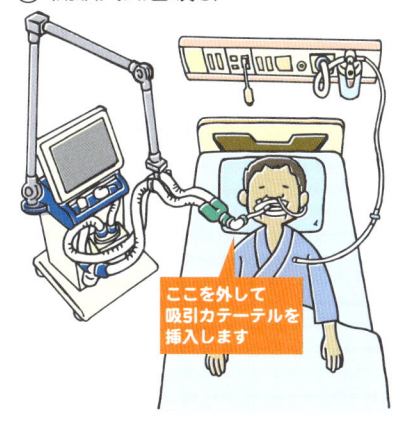

ここを外して吸引カテーテルを挿入します

② 閉鎖式気管吸引

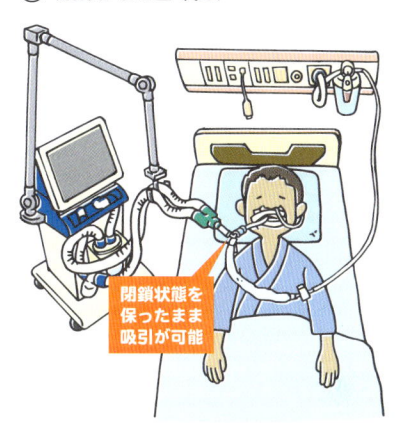

閉鎖状態を保ったまま吸引が可能

③ 気管切開口からの吸引

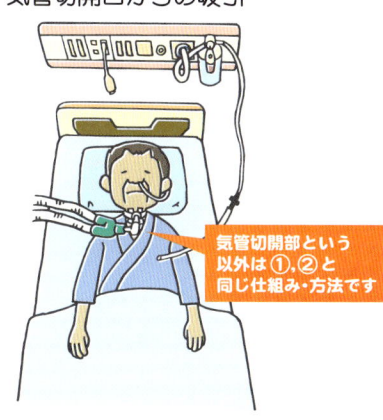

気管切開部という以外は①,②と同じ仕組み・方法です

| Column | 口腔吸引と鼻腔吸引の実際 |

　本来，口腔吸引とは口腔にある分泌物を，鼻腔吸引とは鼻腔から咽頭までにある分泌物を吸引する方法です．しかし，実際に目の前の非挿管患者が，痰が原因で苦しんでいて，その痰は気管にあるとしたら……気管まで挿入してしまう心理もわからなくはありません．

　しかし，口腔から吸引カテーテルを気管へ挿入するのはむずかしく，気道壁を傷つける可能性が高いです．また，吸引カテーテルの気管への挿入は高率で咽頭反射を引き起こし，患者の身体への負担が大きいことから，口腔吸引による気管吸引は行ってはいけないと筆者は考えています．

　また鼻腔吸引は，口腔吸引よりも気管へ吸引カテーテルを挿入しやすいとして，口腔吸引よりも多く気管の吸引手技として使用されているように見受けられます．しかし，鼻腔吸引による気管の吸引も，原則行うべきではありません．行ってはいけない理由については，本章の最後で詳しく解説したいと思います．

第3章 写真でみる 気管吸引の手順と根拠

| Evidence | 開放式気管吸引と比較した閉鎖式気管吸引の
メリットと適応 |

閉鎖式気管吸引には,以下のような特長があります.
・閉鎖式気管吸引は,人工呼吸器の補助を受けたまま吸引できる方法です.そのため,気管吸引の合併症である,低酸素血症,肺胞虚脱などの予防に原理的に優れています.
・人工呼吸管理で重要なPEEP*時に開放式気管吸引を行うと,PEEPが解除されるため患者の肺機能に大きな侵襲を与えますが,閉鎖式回路はPEEPを解除せずに吸引が可能であり,肺容量を維持したまま吸引できます(図).
・回路が閉鎖されたままであるため,分泌物の飛散などによる感染問題を最小限とすることができます.
・24時間交換の閉鎖式気管吸引用の吸引カテーテルは開放式よりもコストがかかります.

　以上の点をふまえると,閉鎖式気管吸引は,すべての人工呼吸管理中の患者において,開放式よりも望ましい方法と言えます.その中でも最優先とするなら,ARDS(急性呼吸促迫症候群)など呼吸状態が大きく悪化した患者や,易感染状態の患者でしょう.
　以下に,閉鎖式気管吸引で考えられるメリットを示します.
・呼吸器回路の接続を外すことによる低酸素状態の回避
・呼吸器回路の接続を外すことによるPEEP解除の回避
・呼吸器回路の接続を外すことによる分泌物の飛散回避
・吸引操作の度のスタンダードプリコーションの回避
・吸引に要する時間の短縮
・吸引に要する物品数の減少

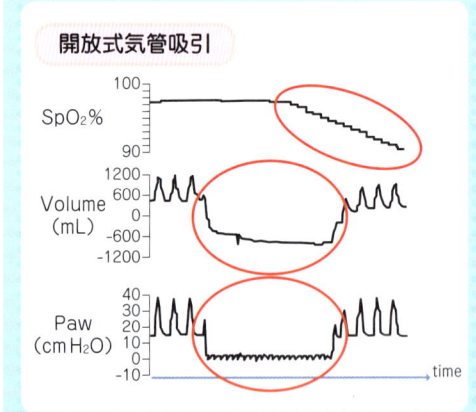

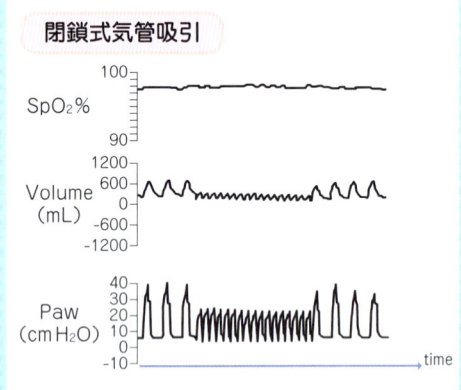

Volume:肺容量　Paw:気道内圧
Cereda M et al: Intensive Care Med 27: 648-654, 2001

図　開放式VS閉鎖式:酸素化への影響は?
開放式気管吸引で肺容量は著しく低下する.

*PEEP:ピープ.呼気終末陽圧管理.人工呼吸管理中に,呼気によって肺胞が虚脱するのを防ぐために,呼気の終末に陽圧をかけて肺胞内の圧を下げすぎないようにすること.

B 気管吸引を行う前のアセスメントと対応

1 気管吸引の適応を評価する

どの気管吸引を実施するにあたっても行わねばならない共通事項が，気管吸引の適応にあるかどうかをアセスメントすることです．第2章でも示した下記項目を，十分に評価する必要があります．

①気道に痰が存在するサインがある
→聴診にて副雑音（ラ音）が聴取できる，SpO_2 が低下している，人工呼吸管理上で痰の存在を示唆する症状やモニタ変化がみられるなど．

②気管吸引以外の排痰援助を行っているが，痰の喀出がうまくいかない
→加湿状態の管理，体位ドレナージが実施されているが，患者が自力で痰を喀出できない状態にある．

③痰が存在することが原因で，患者に悪影響が出ている
→呼吸困難，SpO_2 低下の持続など，患者の呼吸状態が悪化している．

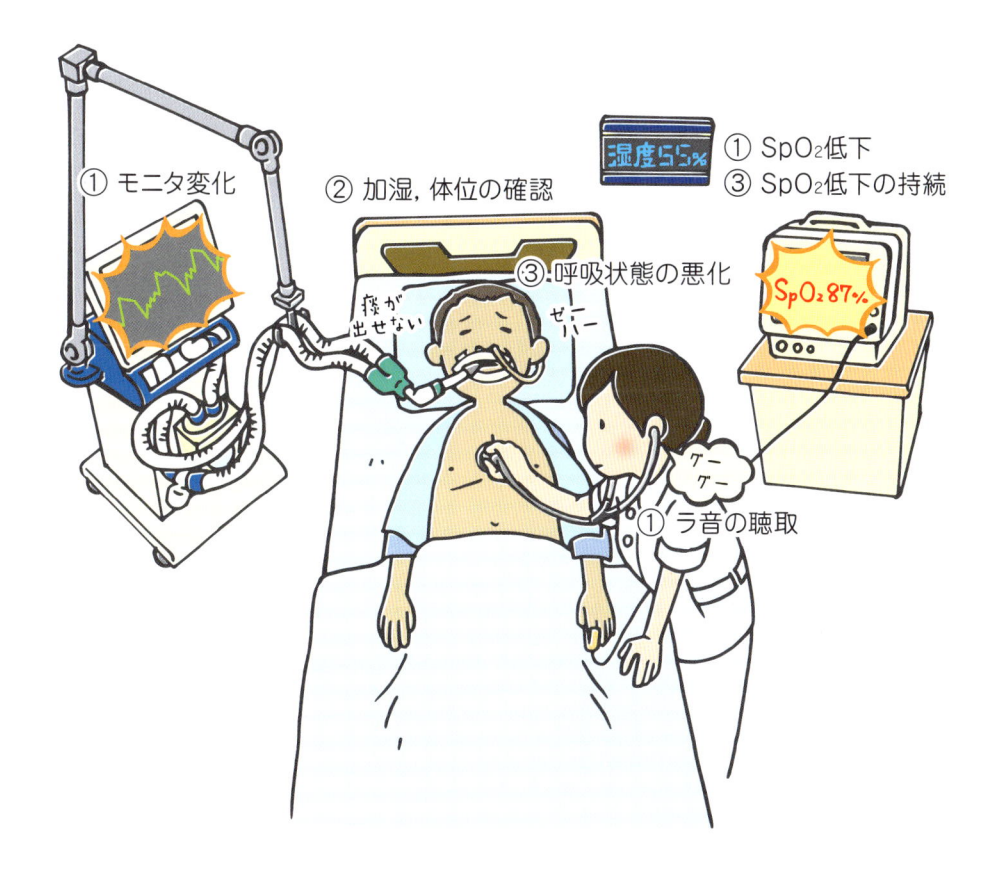

① モニタ変化
② 加湿, 体位の確認
湿度55%
① SpO_2低下
③ SpO_2低下の持続
③ 呼吸状態の悪化
SpO_2 87%
① ラ音の聴取

2 聴診によって痰の貯留部位を確認する

　気管吸引の適応の可能性を評価できたら，再度，痰の有無を確認します．
　このときの注意点は，繰り返しになりますが，気管吸引によって痰が除去できるのは，気管分岐部より上部に存在する痰までということです．気管分岐部の位置をイメージしながら，気管から主気管支へと聴診を行います．

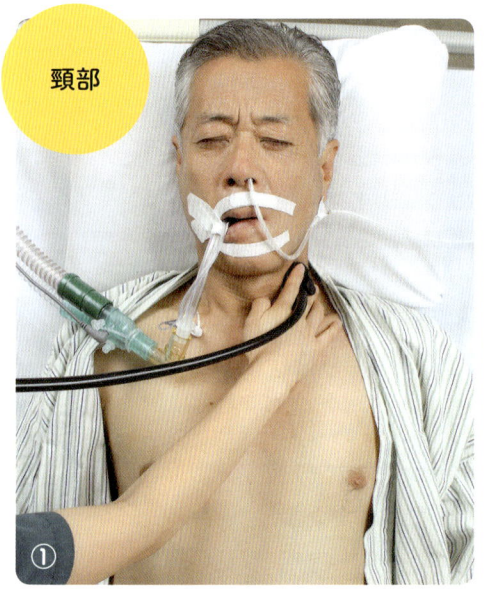

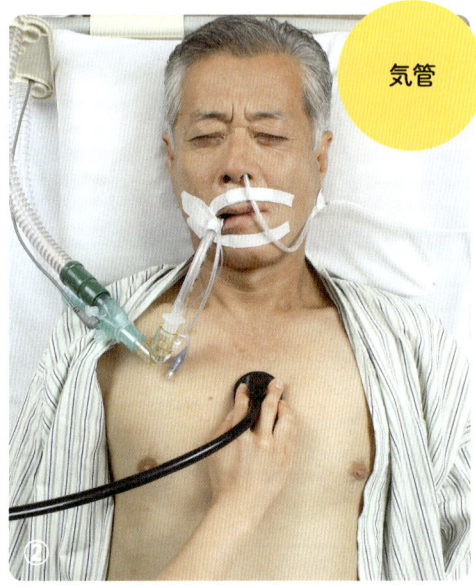

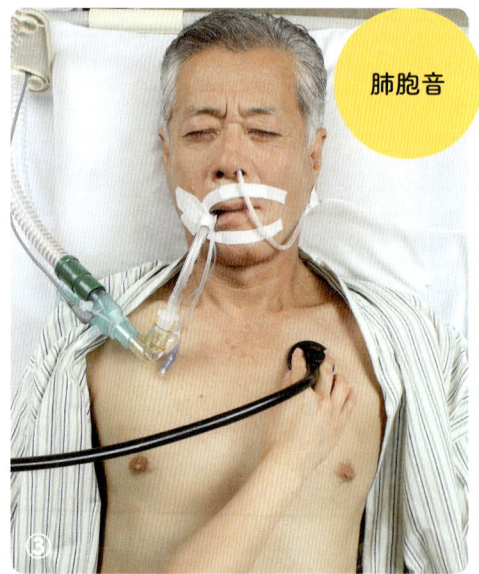

頸部

気管

肺胞音

①まず頸部を聴診します．
②次に，気管から主気管支へと聴診し，
③肺胞音も確認します．

3　気管吸引前に，加湿と体位を再チェック

　気管吸引を実施する前に，できれば再度確認しておきたいケアがあります．痰を出す基本でも述べた加湿状態の評価と体位ドレナージです．

　気管吸引の適応条件として，この2つが適切に行われても，痰が喀出されないことによる呼吸状態の悪化が存在することを挙げていますが，同時にこのケアは，気管吸引の効果を上げるためにも重要です．

1）気道の加湿状態を評価する

①患者の体液バランスを確認する

　脱水傾向の患者では，気道も同じような状態となるため，痰の粘稠度が高くなり，気管吸引を行っても，期待通りの結果が得られないことがあります．脱水傾向としてヘモグロビン値の上昇，腎機能の低下としてクレアチニン（Cr），血中尿素窒素（BUN）の上昇を確認し，脱水の可能性があれば，体液バランスを調整していきます．

　ヘモグロビンの基準値；男：13.8〜16.6 g/dL，女：11.3〜15.5 g/dL

　クレアチニンの基準値；男：0.6〜1.0 mg/dL，女：0.5〜0.8 mg/dL

　血中尿素窒素の基準値；8〜20 mg/dL

②湿度と加湿環境を確認する

　病室環境の湿度を確認します．一般的に，通常の治療環境で病室の湿度が極端に低下していることはありません．

　一方，治療に伴って必要となる加湿には，十分な注意が必要です．1つは酸素療法，もう1つは人工呼吸管理（**写真**）です．

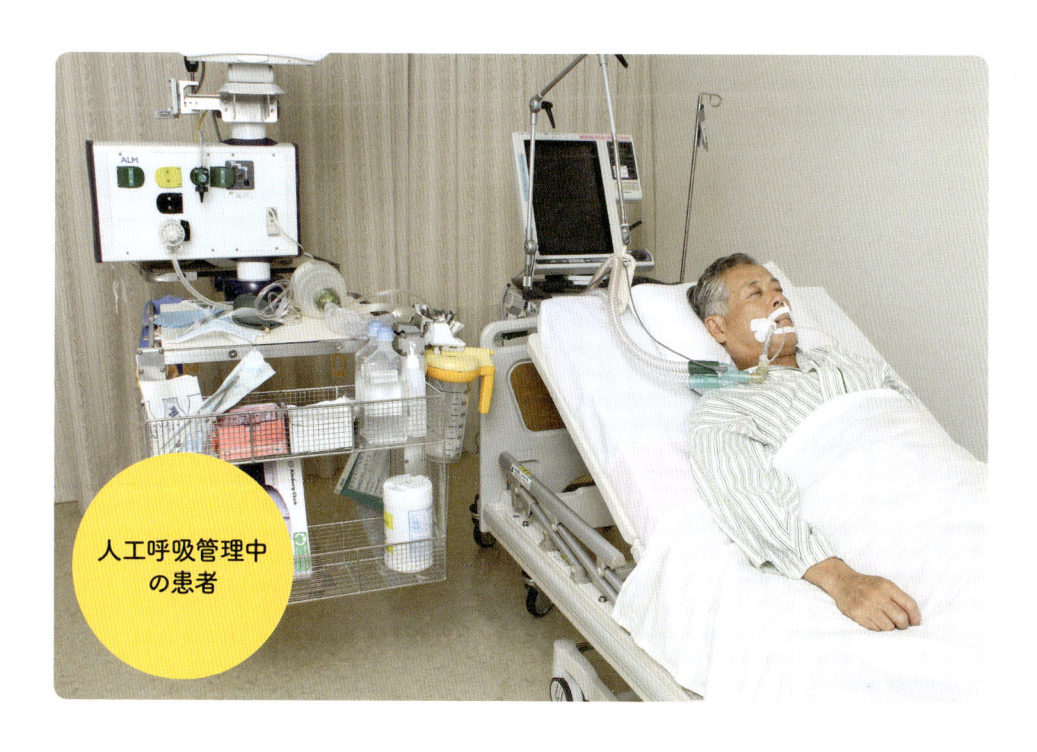

人工呼吸管理中の患者

・酸素療法

　高流量の酸素投与が実施されている場合は，酸素加湿が必要です．不十分であれば，口渇の訴えがあったり，気道の乾燥によって痰の粘稠度が高くなります．

・人工呼吸管理

　人工呼吸管理では，加温・加湿の程度を確認します（101ページ）．目視で判断できる目安は，呼気時に気管チューブが曇る程度とされます（**図1**）．

　ここで注意したいのは，回路内の結露についてです．加湿は重要なのですが，過剰になりすぎた場合，温度変化によって気管チューブ内に大量の結露が発生するおそれがあります．この状態で気管吸引を行っても，その水分を吸い上げるばかりになってしまいます．ウォータートラップ内に過剰に水分がないか（**図2**），また回路内の結露について確認しておくことは重要です．

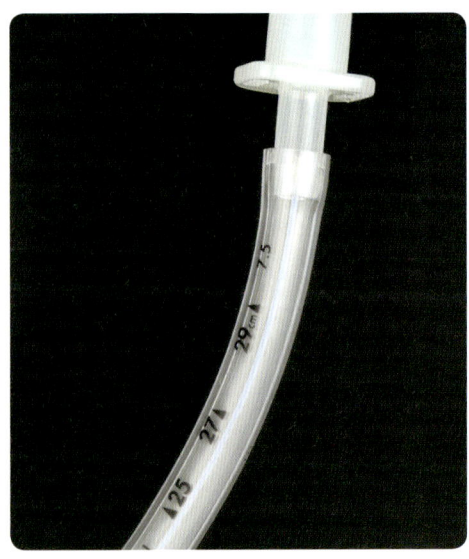

図1 呼気時に気管チューブが曇っている様子

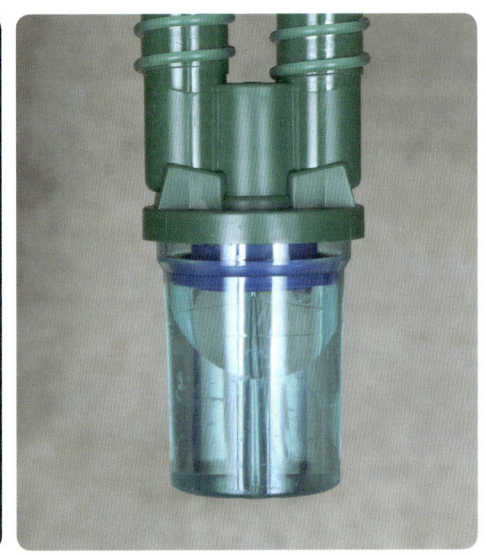

図2 ウォータートラップ内に過剰に水分がたまった状態

2）体位ドレナージを確認する

　聴診によって痰の貯留部位を確認し，妥当な体位ドレナージを吸引前に行っておきます（104ページ）．この聴診で痰の貯留が確認されたときに，すぐに気管吸引を実施したいところでしょうが，まずは体位ドレナージを実施してください．

　加湿状態と体位ドレナージ，この2つを整えるだけで，あれほど出なかった・引きにくかった痰が，格段に取りやすくなります．

C 気管吸引前の準備と対応 根拠と臨床の実際

気管吸引前の準備と対応—1
感染対策

1 気管吸引時の手技は，スタンダードプリコーションでの対応が必須です．実施前に，マスク，エプロン，手袋（必要に応じてゴーグルやフェイスシールドも）を装着します．

根拠　気管吸引は，呼吸器回路や気管チューブの操作，さらに痰によって医療従事者の手指が汚染されやすい処置です．患者の気道分泌物＝痰は，「感染の可能性のある物質」であるため，スタンダードプリコーションが必須です．とくに開放式気管吸引では，患者の咳嗽反射が強く痰が飛散する場合はゴーグルやフェイスシールドを装着することが望ましいです．

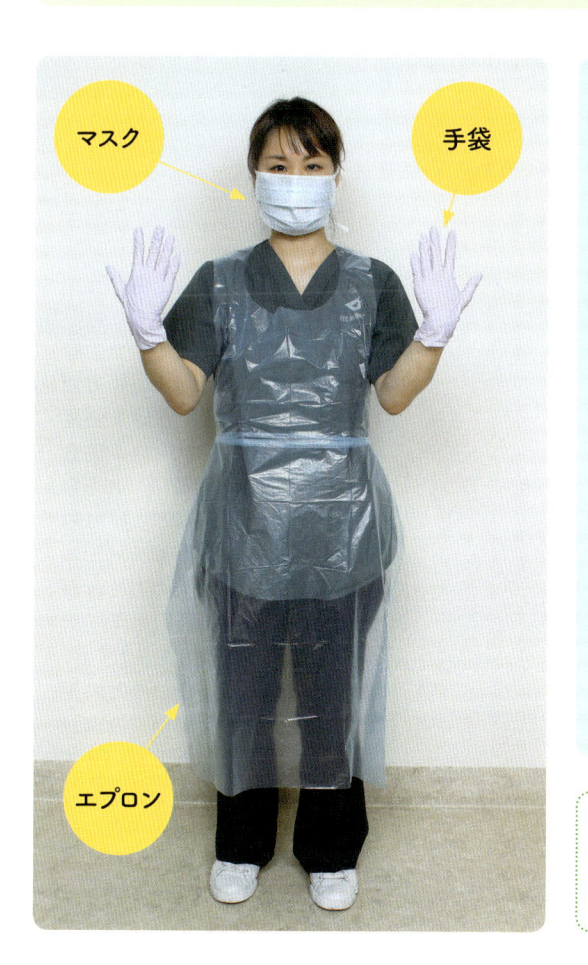

マスク　手袋　エプロン

臨床の実際　各吸引のタイミングごとにすべての防護具を装着して実施するのは，施設によっては現実的ではないという声もあります．

最低限ということであれば，マスク，手袋が現状だと思いますが，これでやむをえない，とは言えません．できるかぎりスタンダードプリコーションの原則に近づけるべきです．

"施設で決まっているから仕方ない"と結論づける前に，少なくとも個々の患者にとっての影響は評価すべきです．

手洗い，速乾性手指消毒薬にて手指消毒を行ったあと，マスク，エプロン，最後に手袋の順で装着します．

2 開放式気管吸引の場合，両手に手袋を装着するのが大原則です．

根拠　吸引カテーテルは気道粘膜に接触するので，高水準消毒されたものを用います（通常は滅菌されたディスポーザブルタイプ）．その吸引カテーテルを操作するのですから，その手もまた清潔である必要があります．

臨床の実際

　手袋の両手装着は大原則ですが，手袋を"滅菌"とするか"未滅菌"とするかには議論があります．筆者は，気管吸引が盲目的に患者の気管に吸引カテーテルを挿入する手技であることを考えれば，手技中に汚染する可能性のある両手には，滅菌手袋を装着するのが原則だと考えます．

　清潔であれば未滅菌でよいという考えは，極論で言うと，ティッシュペーパーで吸引カテーテルを把持して吸引しているのと変わりません．

　実際には，両手に滅菌手袋を原則としつつ，コストも考え吸引カテーテルを扱う側の手だけ滅菌手袋としている施設が多いかもしれません．

　在宅など限られた資源の中でやらざるをえない場合でも，患者の状態をふまえた十分な吟味が不可欠でしょう．

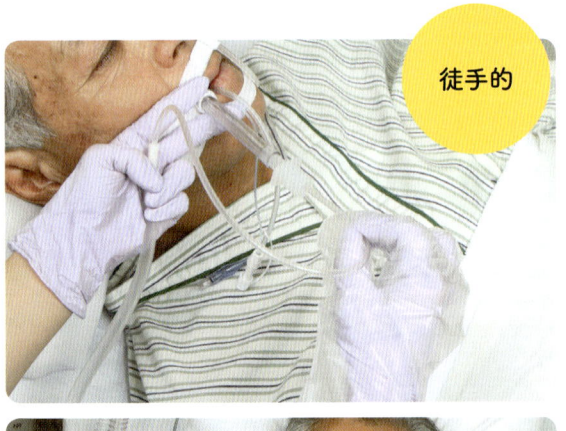

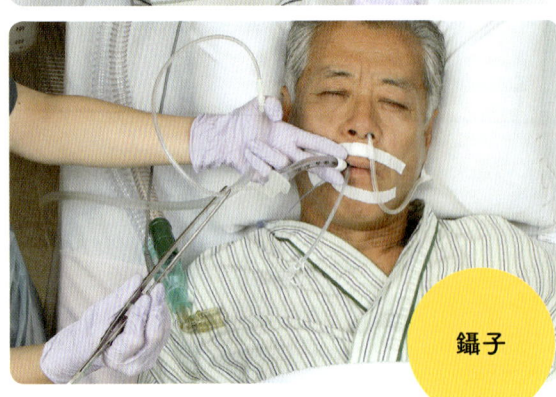

徒手的

鑷子

上は徒手的に行う場合（片方だけ滅菌手袋，もう片方は未滅菌手袋），下は鑷子を用いる場合（両手とも未滅菌手袋）．どちらの手指にも，飛沫など，痰の付着のおそれや，吸引カテーテルへの接触による汚染のおそれがあります．鑷子で吸引カテーテルを把持する方法もありますが，鑷子で行うのはいろいろと大変ですよね．鑷子を用いるのは滅菌操作をするためだと思いますが，でしたら，滅菌手袋を装着して行えばどうでしょうか？　本書では，開放式気管吸引は徒手的に行うことを基本とします．

> **Column** むかしは"手袋は操作側の手だけでよい"とされていたけど
>
> 以前の教科書などに，カテーテルの操作は片手だけで行えるので，"手袋は操作側の手だけでよい"とする記載も見られました．しかし，絶対に反対側の手で吸引カテーテルに触れないこと，さらに，手技中に飛散した分泌物が絶対に反対側の手に付着しないこと，この2点を証明できなければ，手袋を装着しなくてよい理由にはなりません．その証明をするより，手袋をしたほうが無難です．

> **Column** 原則に近づける努力をする
>
> 本書で述べている気管吸引で用いるすべての個人防護具や器具を原則どおりに整えると，非常にコストがかかります．おそらく，ここまでそろえて気管吸引を実施できる施設のほうが少ないのが実状でしょう．
>
> となると，臨床的には，原則に近づける努力をしつつ，個々の例でできるかぎり工夫して対応せざるをえません．つまり，手指衛生や基本的な手技を行ったうえで，患者ごとに必要な清潔度のレベルと，消費可能な経済性のレベルを考慮し，各施設が取り決めた基準を当てはめるしかありません．参考までに臨床の現状をふまえた一例を紹介します．
> - 慢性期で，全身状態や免疫能に問題のない患者であれば，滅菌されていなくても清潔に管理されている手袋を着用する．
> - 免疫能の低い患者や急性期の患者であれば，必ず滅菌された器具を使用する．吸引カテーテルは，漬け置きはせずディスポーザブルを使用する．手袋については，少なくとも操作側だけは滅菌手袋を着用する．

3 閉鎖式気管吸引であっても，手袋は両手に装着するのが望ましいです．手袋は未滅菌でかまいません．

根拠 閉鎖式気管吸引ではデバイスの構造上，呼吸器回路が開放されないようになっています．手指が直接カテーテルや分泌物に接触することはなく，気管吸引の手技に関しては，手袋の必要はないとするのが理論上の考えです．

ただし，患者ケアにおいて，気管吸引だけを行うことは少ないと思います．次に示す臨床の実際からも，手袋装着が望ましいでしょう．

臨床の実際

　手袋が必要ないのは，あくまで気管吸引の手技のみです．しかし臨床において，気管吸引だけを行ってケアが終了することはないでしょう．

　患者は人工呼吸器を装着しており，状態は不安定です．たとえば操作中に，SpO_2 が低下したり，急変が起こったり，体位変換が必要になったりと，気管吸引以外の対応をせざるをえないことは大いにありえます（**写真上**）．

　さらに，閉鎖式気管吸引では呼吸器回路が開放されないのが原則ですが，操作上の不注意で，接続部の外れ（**写真下**）などが起こることもあります（実は，接続部は外れやすいのです．外れにくくするコツは80ページに示しています）．一時的とは言え，閉鎖回路が保たれない状況が起こったなら，分泌物の飛沫などの可能性も考えられます．未滅菌でいいので両手に手袋を装着することが現実的です．

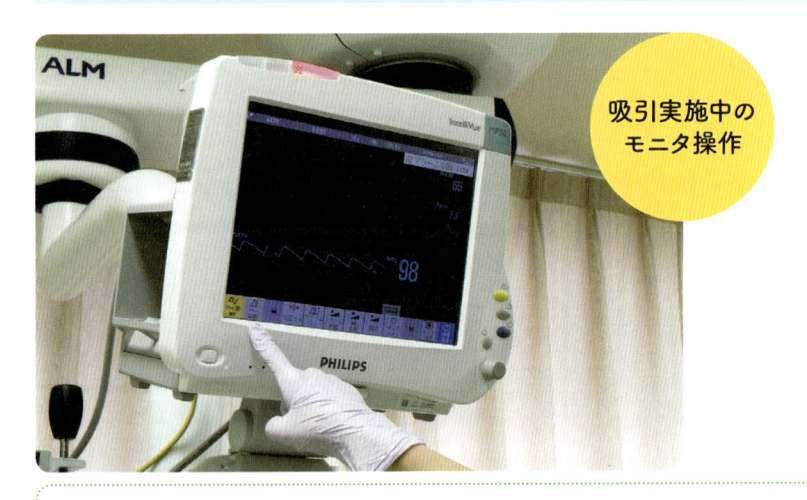

吸引実施中のモニタ操作

吸引実施中に SpO_2 が低下するなどして，生体情報モニタのボタンに触れる，患者の背部を聴診するなど，気管吸引以外の対応をせざるをえないことは大いにありえます．

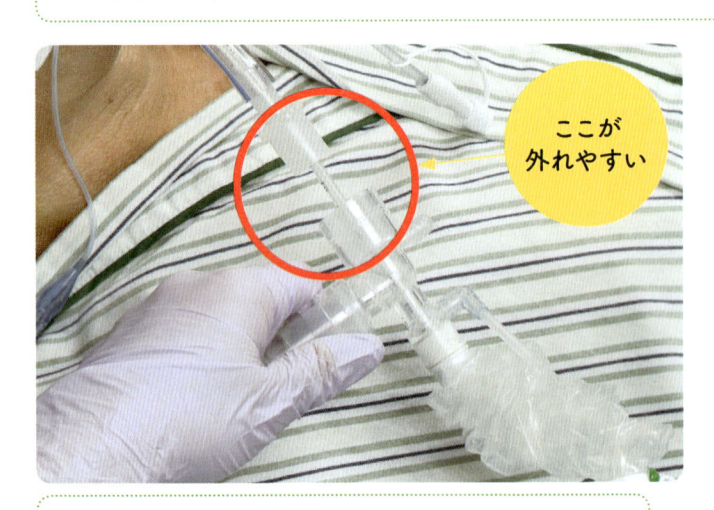

ここが外れやすい

閉鎖式回路の接続部は外れやすいので注意が必要です．

気管吸引前の準備と対応—2
開放式気管吸引の吸引カテーテルの選択

1 吸引カテーテルの形状や機能を確認します．

> **根拠** 気管粘膜を損傷しないよう先端が丸まった形状であればOKですが，吸引圧調節口付きであることや，目盛り付きであることなどがより望ましい条件です．

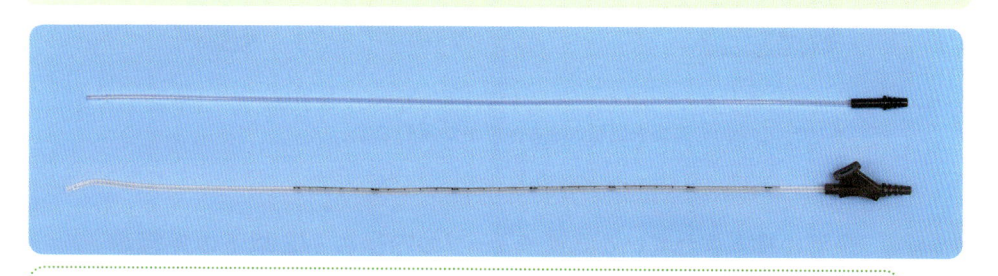

吸引圧調節口付き・目盛り付きのもの（下）と，それらのないシンプルなもの（上）

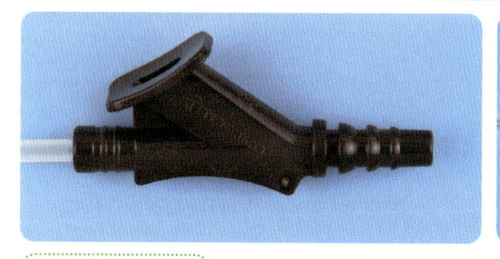

吸引圧調節口

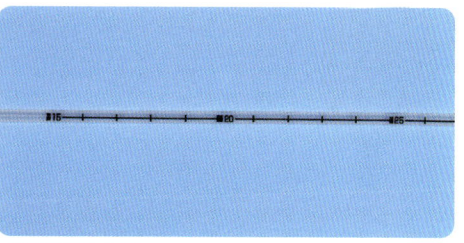

吸引カテーテルの目盛り

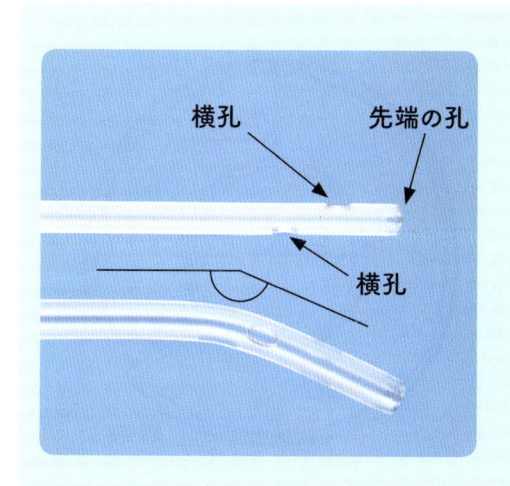

横孔　先端の孔　横孔

> **臨床の実際** 多孔式の場合は先端を回転させる手技が効果的なため，単孔式か多孔式かを確認しておきます．単孔式よりも多孔式の方が，より痰が引きやすいです．
> 　下のものはアングルタイプと言い，先端に角度がついていますので，回転させると気管壁を傷つける可能性があることを考慮します．

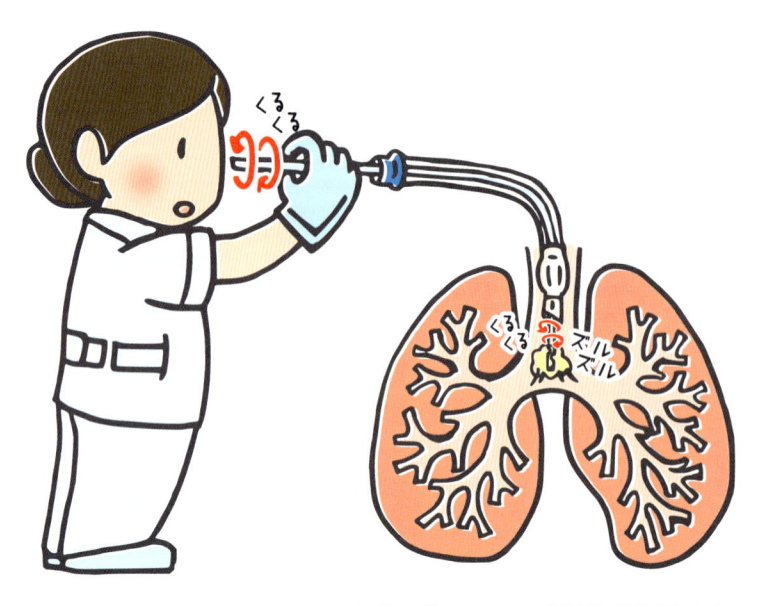

多孔式は痰がすべての孔をふさいだ状態で接しないと，吸引圧が低下します．
そこで，ひねって先端を回転させる手技が効果的です．

2 患者に挿入されている気管チューブの内径の 1/2 以下の外径の
カテーテルを使用します．

> **根拠**　カテーテルが太すぎると，吸引時に気道にある空気を大量に吸い込んでしまい，低酸素血症や肺胞虚脱をきたすおそれがあります．また，気管チューブ自体にカーブがあるため，太いカテーテルだと，挿入時に途中でつかえるおそれがあります．操作時のスムーズさが失われれば，吸引時間の延長にもつながります．
> 　一方，カテーテルが細すぎると，粘稠度の高い痰が詰まりやすくなります．適切な範囲で太いカテーテルが望ましいと言えます．

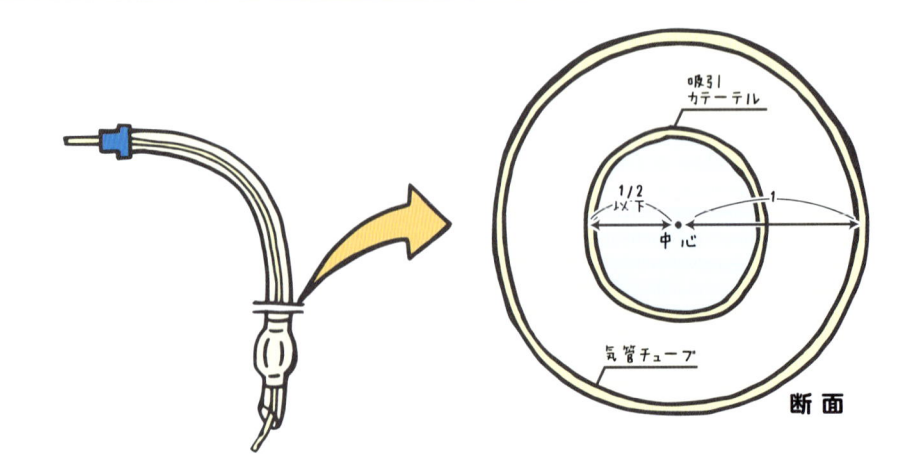

断面

> **臨床の実際**
>
> カテーテルの太さによって，吸引器のコネクティングチューブとの接続部のカラーが決まっています．よく用いるサイズのカテーテルは，色を覚えておくとよいでしょう．なお，気管切開口からの開放式吸引は，開放式気管吸引カテーテルと同じものを使用します．

気管チューブと吸引カテーテルのサイズ対応表

気管チューブ（mm）	吸引カテーテル（Fr.）
3.0	5
4.0～5.0	5～6
5.0～6.0	6～8
6.0～7.0	8～10
7.0～8.0	10～12
8.0～9.0	12～14

※Fr.はフレンチと読む．1Fr.はおよそ1/3mm．

吸引カテーテルの外径とカラーコード

カテーテル外径（mm）	（Fr.）	カラーコード
1.67	5	灰色
2.0	6	薄緑色
2.5	7.5	桃色
2.67	8	薄青
3.0	9	青緑
3.33	10	黒
4.0	12	白
4.67	14	緑
5.0	15	茶
5.33	16	だいだい（橙）色
6.0	18	赤
6.67	20	黄色

平成19年4月以降，注射針，翼付針，吸引カテーテルなどの外径サイズのカラーコードは，厚生労働省によって，ISO（国際標準化機構）規格で定められるカラーコードに統一されています．

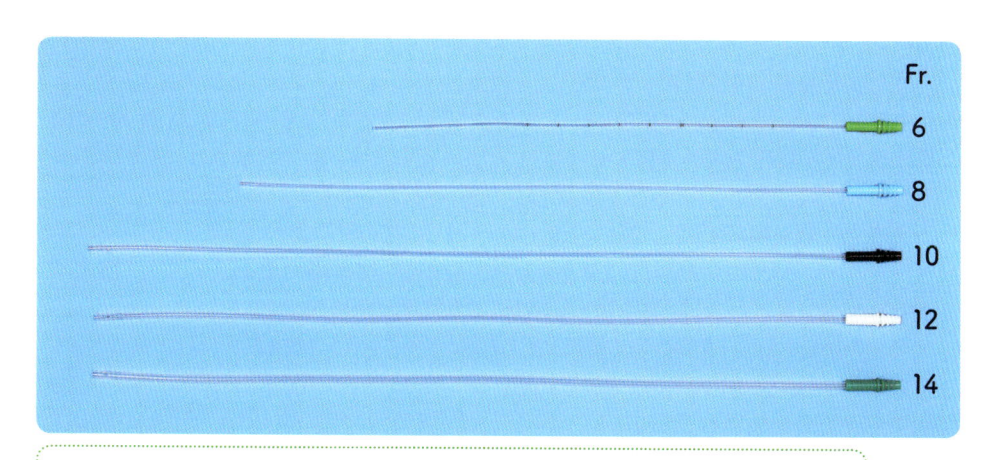

第3章 写真でみる 気管吸引の手順と根拠

Fr.
6
8
10
12
14

同じメーカーの吸引カテーテルです．その外径によって，長さも決まっています．

57

3 滅菌されたディスポーザブルカテーテルを使用します．使用後は廃棄します．

根拠

　気管吸引の際に汚染された吸引カテーテルを使用すれば，付着した細菌を下気道に押し込むことになるため，滅菌されたカテーテルが必要です．また，吸引カテーテルは，下気道の粘膜に直接接触するため「セミクリティカルな器具」に分類され，滅菌もしくは高水準の消毒が必要です．
　CDCガイドラインでも「開放式気管吸引では，滅菌された単回使用のカテーテルを使用する」との勧告がなされています．

臨床の実際

　個人防護具の装着と同様，現実には，コストの問題や施設のルールがあり，吸引カテーテルを再使用せざるをえない，という声もあるでしょう．
　しかし，吸引カテーテルを消毒・洗浄し再使用することは，ディスポーザブル製品を再使用するという誤りと，果たして無菌レベルを維持できるのかという問題をもつことになります．さらに，高水準の消毒を行わなければならないため，消毒薬の残留による粘膜刺激というリスクがあります．
　ただ単にコストの問題だけで再使用を行うことは，少なくとも病院においてはご法度です．患者状態から手技・手法の徹底まで十分吟味し，そのうえでカテーテル本来の機能と性能が維持され，患者にいかなる害も及ぼすことがなく，かつ費用対効果が認められることを証明するのが前提条件となります．

Column　トイレッティング

　気管挿管患者の痰が取れやすくなることを期待して，気管チューブから生理食塩水を注入して気管を洗浄する，いわゆる気管トイレッティングを行うことがあります．それでは，注入した液体が気管にある痰に接触する確率や，接触したとして痰の粘性を低くする確率は，果たしてどの程度のものでしょうか？　おそらくどちらも極めて低いだろうとしか言いようがありません．
　海外の文献を検索すると，トイレッティングによって痰の吸引量が増えた，吸引しやすくなった，という結果は検索しえませんでした．むしろ，酸素飽和度の低下[1]や，酸素飽和度の回復の遅れ[2]など，患者にとって侵襲的な結果が報告されています．
　気道の適正な加湿，全身の体液調節など，ほかに優先すべきケアがあるのではないでしょうか．

1) Ackerman MH, Mick DJ: Instillation of normal saline before suctioning in patients with pulmonary infections: a prospective randomized controlled trial. Am J Crit Care 7(4): 261-6, 1998
2) Young-Ra Ji, Hee-Seung Kim, Jeong-Hwan Park: Instillation of normal saline before suctioning in patients with pneumonia. Yonsei Medical Journal 43(5): 607-612, 2002

気管吸引前の準備と対応—3
閉鎖式気管吸引の吸引カテーテルの選択

1 開放式気管吸引と同じく，患者に挿入されている気管チューブの内径の1/2以下の外径のカテーテルを使用します．

臨床の実際

　閉鎖式気管吸引用の吸引カテーテルは，吸引圧調節機能と目盛りが付いているのが通常です．

　開放式用の吸引カテーテル同様，カテーテルの外径サイズはいくつかあり，バルブ部分の色が対応しています．サイズと色の対応も開放式用と同じです（**写真**は12Fr.の白）．そのほか，気管挿管患者用と気管切開患者用，小児患者用と成人患者用などの種類があります．

　閉鎖式気管吸引用の吸引カテーテルはディスポーザブル製品ですが，24時間使用のものと72時間使用のものがあります．洗浄・滅菌がむずかしい材質・形状ですので，再使用は絶対にしないでください．

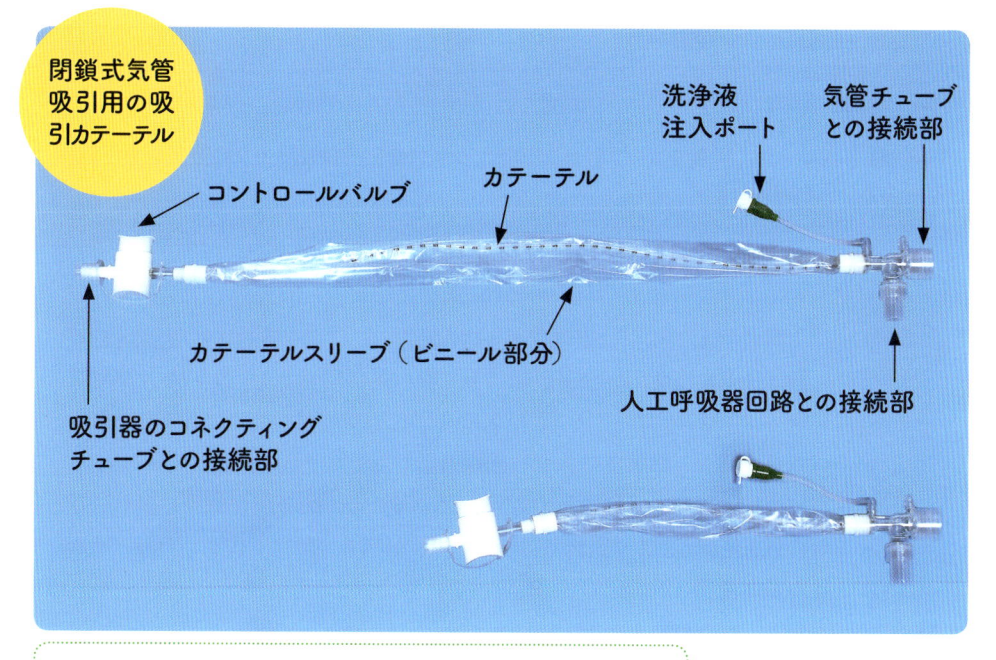

閉鎖式気管吸引用の吸引カテーテル

コントロールバルブ
カテーテル
洗浄液注入ポート
気管チューブとの接続部
カテーテルスリーブ（ビニール部分）
人工呼吸器回路との接続部
吸引器のコネクティングチューブとの接続部

上が気管挿管患者用，下が気管切開患者用（ともに成人用）

第3章　写真でみる　気管吸引の手順と根拠

気管吸引前の準備と対応—4
カフ圧の確認とそのほかの垂れ込み防止策

1 吸引前にカフ圧計を用いてカフ圧の低下がないか確認します．適切とされるカフ圧は 25〜30cmH₂O です．カフ圧計で 30cmH₂O より少し高めに設定すると，上記のカフ圧が得られます．

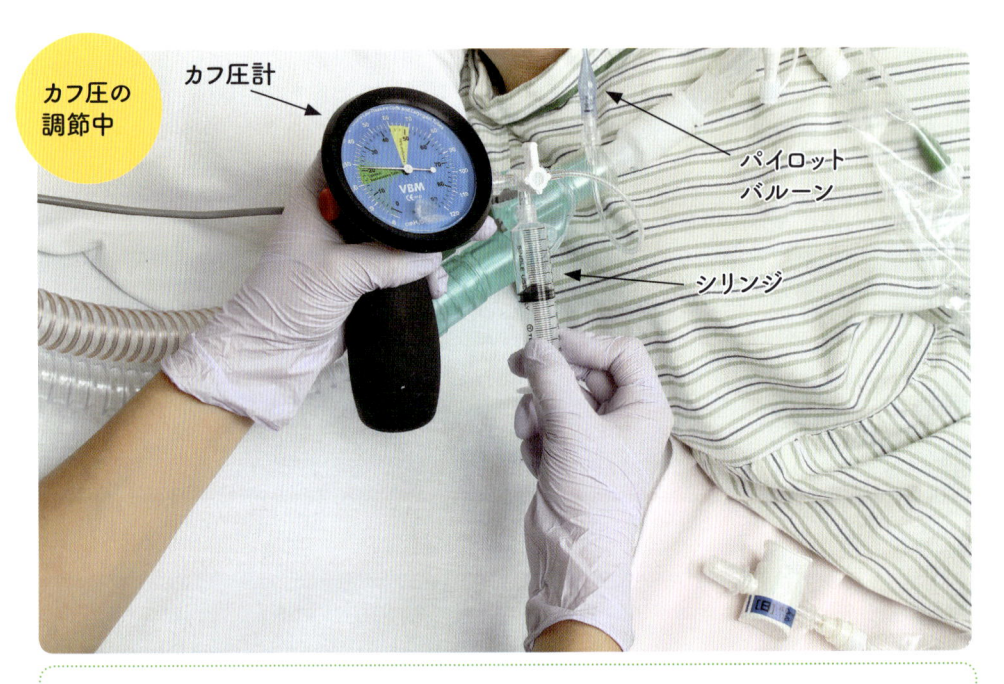

カフ圧の調節中
カフ圧計
パイロットバルーン
シリンジ

パイロットバルーンに延長チューブとカフ圧計，シリンジを接続し，カフに空気を送り込みながらカフ圧を調節します．

根拠　開放式気管吸引は患者にとって侵襲的であり，一時的に呼吸回路を開放する手技です．カフ圧が弱いと，吸引時の咽頭反射，バッキング（37ページ）などによってカフと気管壁の間に隙間が生じ，カフ上部にたまった分泌物が，気管支の末梢へと垂れ込むおそれがあります．
　カフ圧計を外す際に多少空気が漏れるため，カフ圧が低下します．その分を見越してカフ圧計で目標値より少し高めに設定します．

臨床の実際　吸引前に，なかなかカフ圧までに注意を配れることは少ないかもしれませんが，人工呼吸器関連肺炎（VAP）予防に関して，カフ圧やカフ上部の分泌物への配慮は非常に重要です．気管吸引がカフ圧に影響を与える手技であることを考えると，これこそルーチン業務としたい確認項目です．

2 そのほかの垂れ込み防止策として，吸引前には口腔の確認を行います．分泌物が見られれば，口腔吸引を実施します．

> **根拠** 気管吸引が必要な痰が多い患者では，口腔にも分泌物が貯留していることが多くあります．垂れ込みを防ぐために，事前に口腔吸引を行います．

> **臨床の実際**
> カフ上部吸引ポート付き気管チューブを用いている場合は，吸引ポートからカフ上部に貯留した分泌物を除去することが可能です．
> しかし，臨床場面では，カフ上部の吸引口がふさがれてしまい，貯留した分泌物をあまり吸引できないこともあります．また，カフに生じる"しわ"の隙間からも垂れ込みが起こるため，カフ上部の分泌物の垂れ込みを完全に防ぐことはできません．

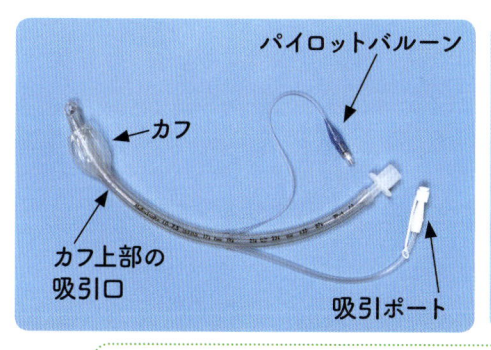

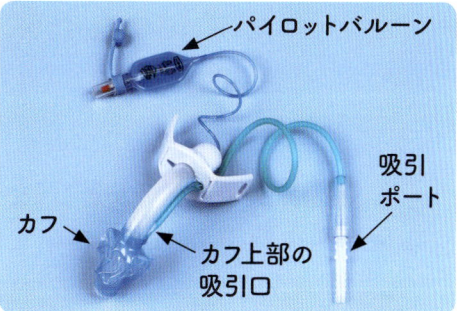

カフ上部吸引ポート付きの気管チューブ（左）と気管切開カニューレ（右）

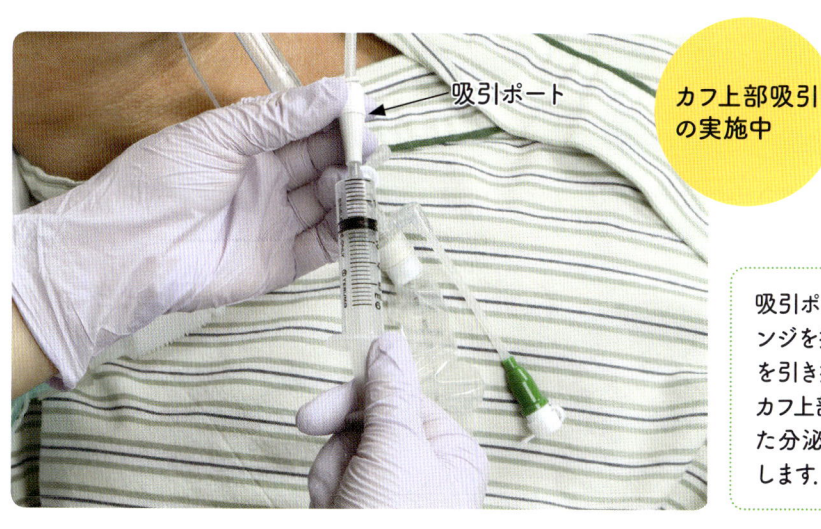

カフ上部吸引の実施中

吸引ポートにシリンジを挿し，空気を引き抜くことでカフ上部にたまった分泌物を吸引します．

気管吸引前の準備と対応—5
患者への説明

1 吸引を実施する前に，吸引方法などについて患者にていねいに説明します．

根拠 　患者はこれから自身に行われる処置・ケアがわからないと，不安やいらだちを感じ，精神的な負担が大きいものです．また，緊張して余計な力が入ることで，苦しさが助長されることにもなります．患者に吸引の目的・必要性を十分理解してもらい，不安を少しでも取り除くよう，実施前のていねいな説明が不可欠です．

臨床の実際 　これまでにも述べたように，気管吸引は多大な苦痛を伴います．実施前の説明も大切ですが，一度で有効に痰が引けた成功経験を患者に与えることができると，次の吸引の協力が得やすくなります．

2 吸引実施中に患者が苦しくなったときなどに出すサインを決めておきます．

根拠 　吸引の実施中は，「陰圧がかかっているため有効な呼吸ができず苦しい」「低酸素状態になって呼吸困難感がある」「吸引操作を誤って気管壁を傷つけていて痛い」など，患者が苦痛を感じることが考えられます．

臨床の実際 　苦しいときのサインとして，たとえば「手を挙げる」などがわかりやすくてよいでしょう．

D 開放式気管吸引　写真でみる手順と根拠

開放式気管吸引の手順—1
吸引圧の設定

1 吸引器の圧力計を確認しながら，気管吸引圧を 150 ～ 200 mmHg（20 ～ 25kPa）に合わせます．

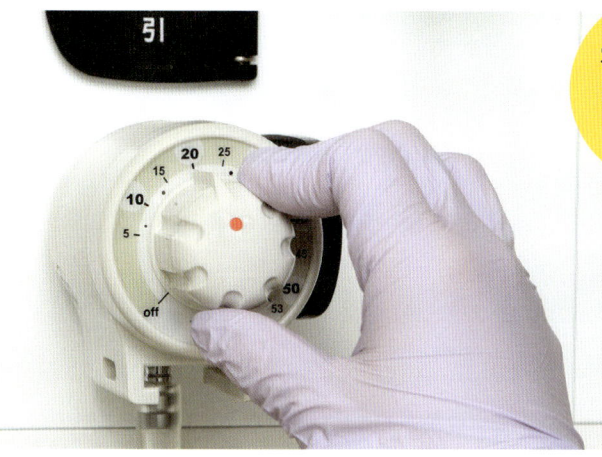

> 写真の吸引器の目盛りはkPaです

スタンダードプリコーションの実施後，吸引圧の設定から始めます．

根拠
　気管吸引圧について，統一した基準となる根拠は示されていません．ただし，いくつかの見解があります．高い吸引圧で実施しても，期待された吸引は行えないばかりか，気管壁の損傷・出血，気道にある空気が奪われることによる低酸素血症，肺胞虚脱のリスクがあります．筆者は200mmHgを最大値とした圧を設定するのがもっと有効だと考えます．ただし，血小板5万/μL以下の場合は，粘膜組織からの出血が容易に起こるリスクがあるので，100～150mmHgを推奨します．

臨床の実際
　もう少しで痰が引けそうな場合に，吸引圧を上げて対応しがちです．しかし，根拠でも示したように，200mmHg以上の圧で吸引しても，得られる効果よりも弊害のリスクのほうが大きくなります．吸引圧を上げるより，それでも引けない理由を考慮し，加湿や体位ドレナージを実施するほうが効果的であることが多いでしょう．

開放式気管吸引の手順—2
吸引カテーテルの準備と接続

1 気管チューブの内径の1/2以下の外径の吸引カテーテルを選び開封します.

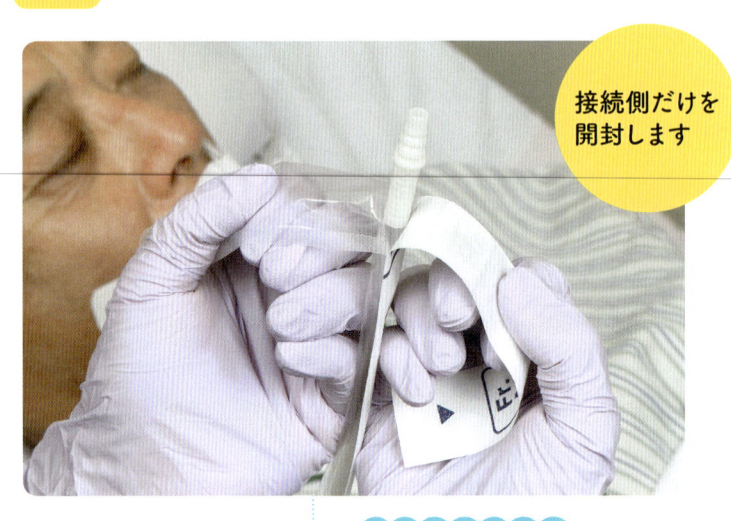

接続側だけを開封します

手技のポイント

吸引は無菌的に行う必要があります.そこで,吸引カテーテルをできるかぎり無菌状態に保てるよう,吸引器との接続側だけを開封します.

2 吸引カテーテルを吸引器のコネクティングチューブと接続します.

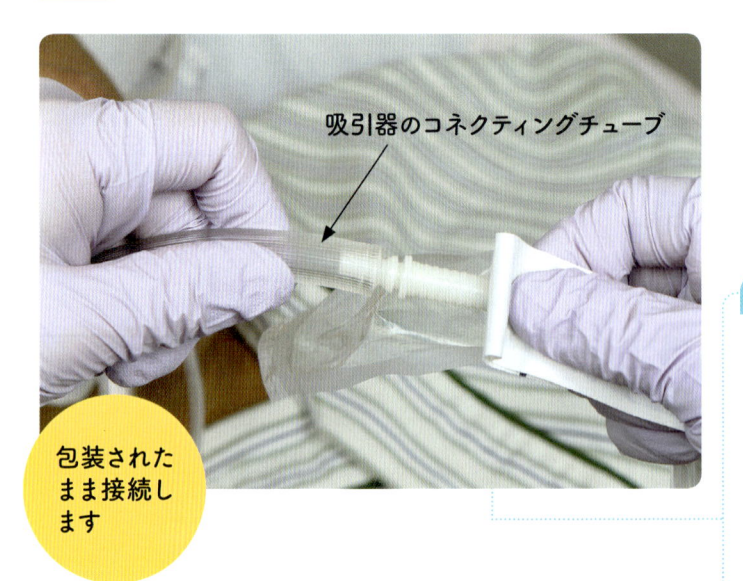

吸引器のコネクティングチューブ

包装されたまま接続します

手技のポイント

未滅菌手袋で吸引カテーテルに触れないように,先端部分以外は包装されたまま吸引器のコネクティングチューブと接続します.

3 接続が終わったら，吸引カテーテルを扱う側の手に（または両手に）滅菌手袋を装着します．

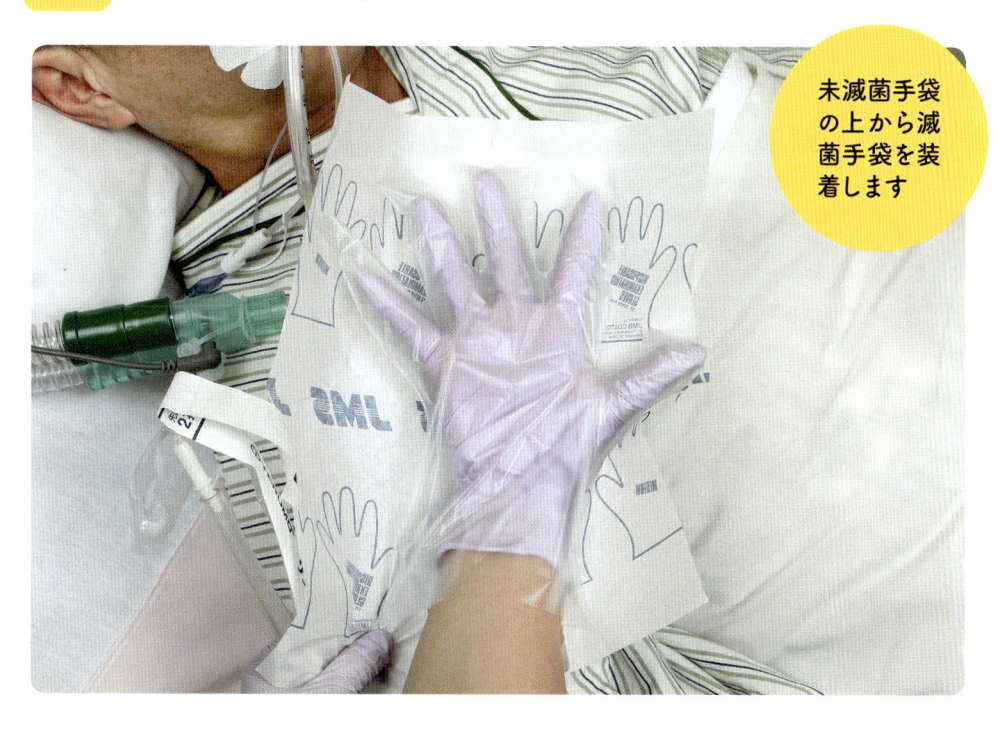

> 未滅菌手袋の上から滅菌手袋を装着します

4 滅菌手袋をはめた手で，吸引カテーテルを包装から取り出します．

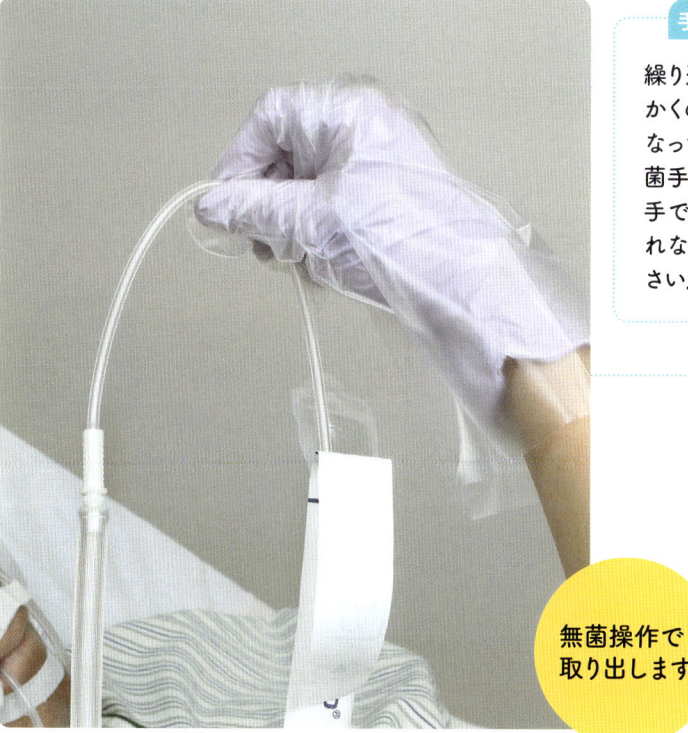

手技のポイント
繰り返しになりますが，せっかくの無菌操作が台なしになってしまいますので，滅菌手袋をしていないほうの手で吸引カテーテルに触れないように注意してください．

> 無菌操作で取り出します

開放式気管吸引の手順—3
酸素化の実施

1 徒手的（バッグバルブマスク，ジャクソンリース），もしくは人工呼吸器の設定によって酸素化を実施します．

根拠 　開放式気管吸引では，一時的ではあるが患者から人工呼吸器を外し，さらに，陰圧をかけることで気道にある空気を少なからず取り去ってしまいます．そこで，低酸素血症に陥るリスクを少しでも減らすために，高濃度酸素を事前に投与します．手法には，徒手的（バッグバルブマスク，ジャクソンリース）な方法と人工呼吸器の設定による方法があります．

臨床の実際 　臨床現場では，100％濃度の酸素を送気したバッグバルブマスクかジャクソンリースを用いて加圧し，酸素化を行うことが多いと思います．しかし，これらのバッグ加圧には，以下のデメリットが考えられます．そのため，人工呼吸器の設定（吸引モードなど）で100％濃度の酸素を投与することが推奨されます．
①人工呼吸管理で設定されているPEEPが解除されると，急激な肺胞虚脱を起こすおそれがある（46ページ）
②バッグ加圧は熟練した技術が必要で，ビギナーの手技では気道内圧が不安定となり，換気不全，低酸素血症，圧外傷を合併する場合がある

2 バッグバルブマスクによる酸素化は，開放された回路に100％濃度の酸素を送気したバッグバルブマスクを装着して空気を送り込みます．

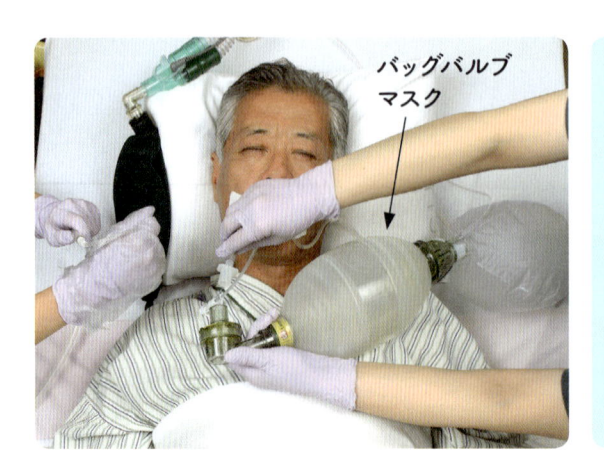

バッグバルブマスク

臨床の実際 　患者に自発呼吸がある場合は患者の呼吸パターンに合わせて加圧を行います．
　押す力の細かな調整がむずかしく，強い圧力を加えがちです．この場合，肺に損傷を与えてしまうおそれがあります．

66

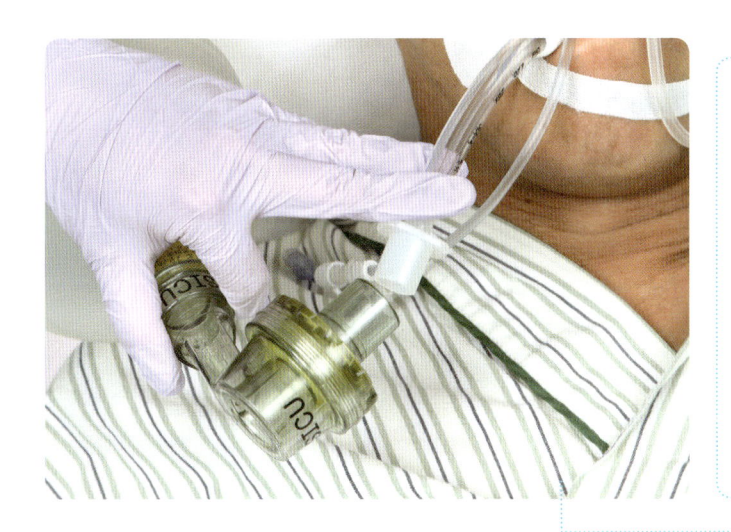

> **手技のポイント**
>
> 1人で実施する場合は，カテーテルを扱う手が汚染されないよう，反対の手だけで人工呼吸器を外し，バッグバルブマスクを取り付け，送気します．むずかしい手技となるため，1人だけでの実施は避けるべきです．

3 ジャクソンリースによる酸素化は，バッグバルブマスクと同様に準備し行います．

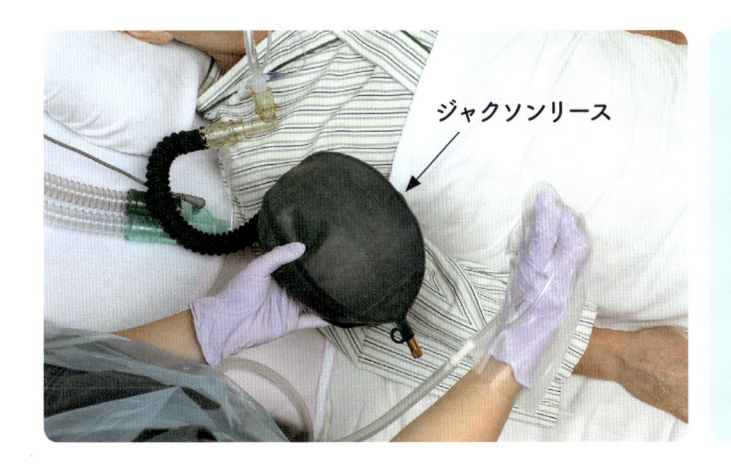

←ジャクソンリース

> **臨床の実際**
>
> 肺の硬さを感じながらゆっくりと力の調整が可能ですが，バッグバルブマスク以上に操作には熟練が必要です．十分な送気がなされないと，低酸素血症を引き起こすおそれがあります．

> **手技のポイント**
>
> バッグバルブマスクと同様，1人で実施する場合は片手で行うことになります．複数人で実施するようにしてください．

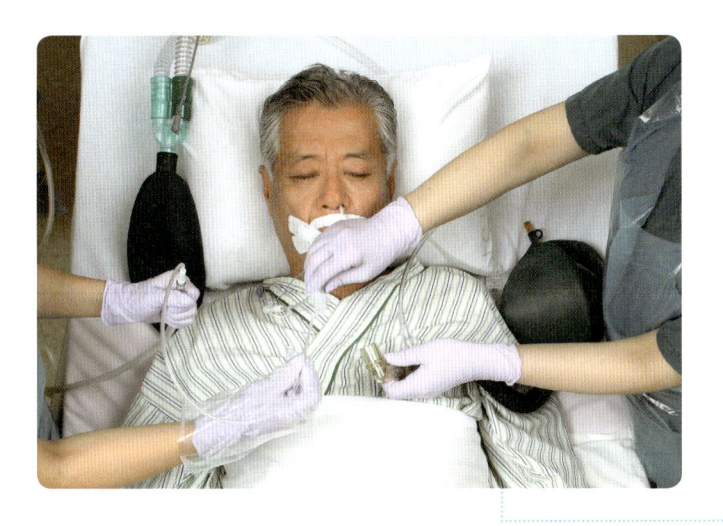

第3章 写真でみる 気管吸引の手順と根拠

67

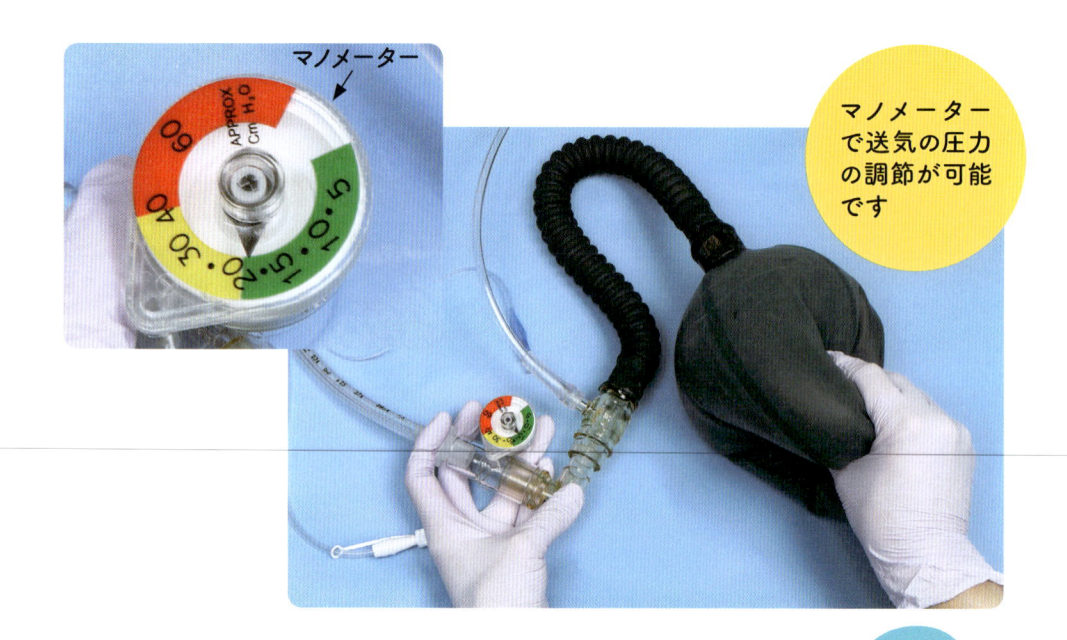

マノメーター

マノメーターで送気の圧力の調節が可能です

臨床の実際

　ジャクソンリースでは，マノメーターという圧力計測器を用いながら押す力を調節することで，送気の圧力を調節することができます．ジャクソンリースに慣れていない人は，マノメーターを用いるとよいでしょう．

4 人工呼吸器による酸素化は，各人工呼吸器がもっている100％濃度酸素投与機能を利用します．

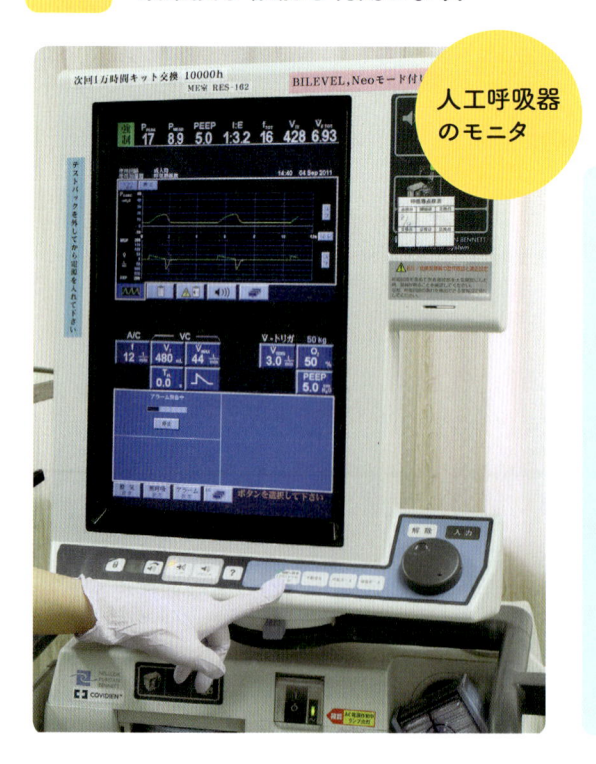

人工呼吸器のモニタ

臨床の実際

　たとえば，次のようなモード（機能）があります．
- 吸入酸素濃度（F_iO_2）を100％に設定し，フラッシュボタンを押します．
- 吸引モード（サクションモード．あらかじめ，吸引実施を想定し，吸引前後に一定時間の酸素投与を行う）を実施します．

開放式気管吸引の手順—4
吸引カテーテルの挿入

1 酸素化が終わったら，すばやく吸引カテーテルの挿入に移ります．

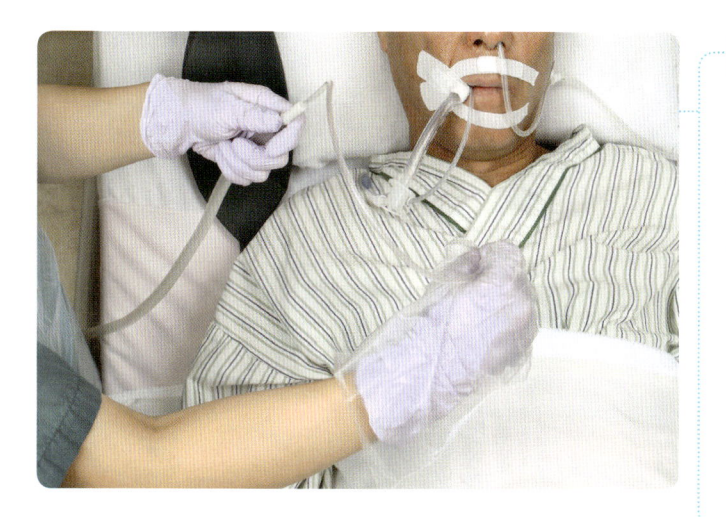

手技のポイント

52ページでも述べたように，カテーテルを把持する操作は，徒手的に行う場合と，鑷子を用いる場合がありますが，本書では徒手的に行うことを基本とします．
滅菌手袋をしているとは言え，カテーテルの先端部分には触れないようにします．

臨床の実際

　臨床では，吸引カテーテルが挿入しにくい場面に出くわすときがあります．吸引カテーテルが気管チューブ内でひっかかり，吸引カテーテルが屈曲したり，とぐろを巻くような場合です．そこで挿入前に，カテーテルのすべりをよくするために，生理食塩水の塗布やキシロカイン®スプレー（リドカイン噴霧剤）の噴霧が行われることがあります．

　しかし，液体を塗布する効果について根拠はありません．また，キシロカイン®スプレーについては，むしろ滑らかさを失わせてしまうという報告があります．まずは吸引カテーテルの外径が気管チューブの内径の1/2以下のものを選び，気管チューブに分泌物が固く付着していないかなどを確認することが重要です．

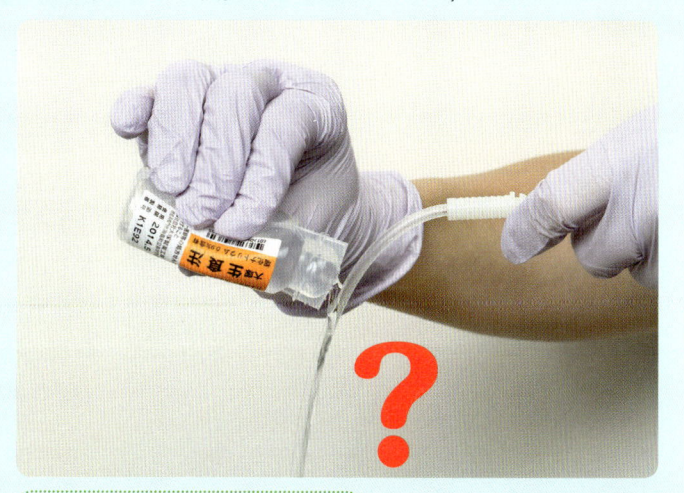

生理食塩水を垂らしても……

2 吸引圧をかけたまま挿入を開始します．

根拠

気管チューブの内径の1/2以下の外径の吸引カテーテルを用いている限り，吸引圧をかけたまま挿入した場合に吸引される気道の空気量は，患者の呼吸状態に影響ありません（次ページ参照）．

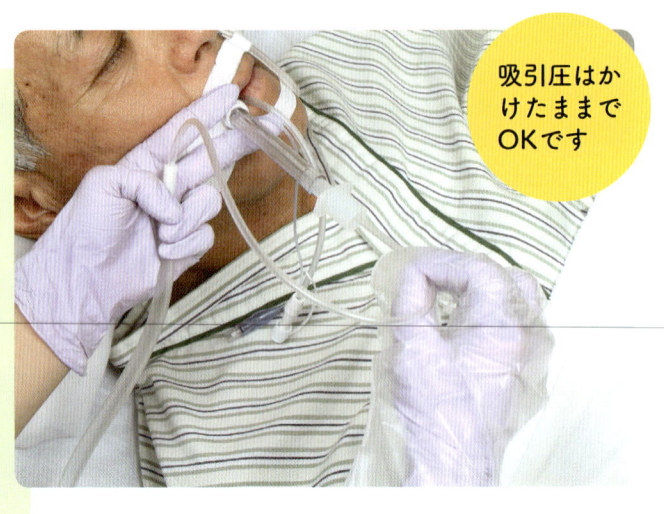

吸引圧はかけたままでOKです

臨床の実際

吸引圧をかけたまま挿入する方法と，吸引圧をかけずに挿入する方法の両方が行われています．筆者は，上記根拠に加え，事前に酸素化が十分なされているという前提では，吸引圧をかけずに挿入し，挿入後に一気に吸引圧をかけた際の気管粘膜に与える影響のほうが，リスクがあると判断しています．ただし，吸引圧調節口のある吸引カテーテルで，圧を調節しながら開放する場合は，その限りではありません．

3 吸引カテーテルを挿入したら，先端を止める位置は，気管チューブの2〜3cm先で，気管分岐部の1〜2cm上が目安です．

根拠

吸引カテーテル
カフ
2〜3cm
気管チューブ

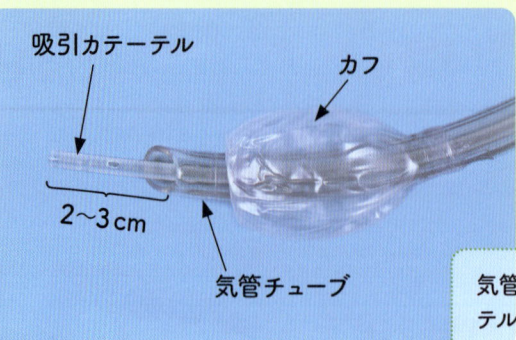

気管吸引は，気管分岐部までにある痰しか吸引できません（34ページ）．それ以上に挿入することは，気管分岐部の損傷，肺胞虚脱（とくに右肺），血痰，不整脈などの合併症のおそれがあります．

気管チューブから飛び出す吸引カテーテルの長さはこのくらいが理想的です．

| Evidence | 吸引圧と吸引空気量の関係 |

吸引カテーテルの外径と吸引圧の違いによる吸引空気量を調査した実験があります．
　実験は，人工肺を用い，2種類（10Fr.，12Fr.）の吸引カテーテルを人工気道に35cm挿入して吸引圧を変化させ（50～250mmHg），10秒間の吸引空気量を観察しました．すると，開放状態（吸引カテーテルと人工気道の間に隙間がある）の場合には，高吸引圧でもトータル数十mL程度でしかありませんが，密封状態（吸引カテーテルと人工気道の間に隙間がない）では，低吸引圧でも数百mL以上を吸引しています．つまり，適切なサイズの吸引カテーテルを選択すれば，吸引圧をかけたままカテーテルを挿入しても，気道にある空気を大量に吸引してしまう可能性は低いと言えます．

表　吸引カテーテルの外径と吸引圧の違いによる吸引空気量

吸引圧 (mmHg)	10Fr. 開放状態(mL)	10Fr. 密封状態(mL)	12Fr. 開放状態(mL)	12Fr. 密封状態(mL)
50	微量	500	20	860
100	10	1230	50	1910
150	30	1720	80	2650
200	40	2010	110	3150
250	50	2420	130	3600

小泉恵ほか：研究の動向と問題点．ナーシングトゥデイ 13(10)：28-32，1998

手技のポイント

目安の位置にカテーテルを挿入するためには，次のようなコツがあります．
コツ1・・・吸引カテーテルに，気管チューブの長さ＋2～3cmの位置に目安を設定しておく：吸引カテーテルに目盛りがあれば確実な位置を目測できるが，気管チューブが正しく挿入されていることが前提である．目盛りがない場合でも，挿入する長さを目視で目安をつけておくだけでも挿入がスムーズに行える．

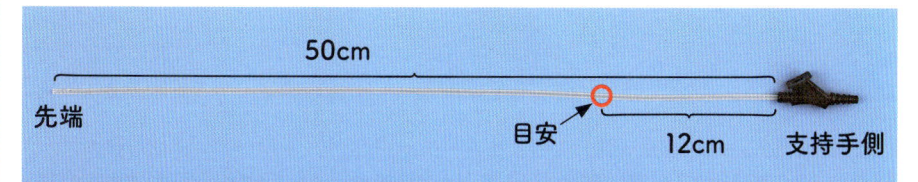

吸引カテーテル50cm，気管チューブ35cmの場合は，支持手側から
50－(35＋3)＝12cmあたりを目安としておき，そこを支持しておくとわかりやすい．

コツ2・・・気管分岐部に当たったあと，1～2cm程度引き抜いた位置とする：位置の確実性は高い．ただし，一度，気管分岐部に当たることによる損傷に注意し，慎重に挿入する必要がある．
コツ3・・・コツ1，2を確実にするために，気管チューブは気管分岐部より上4～5cmのところに位置するように管理する（できれば胸部X線写真で気管チューブの位置を確認しておく）．

71

臨床の実際

　吸引カテーテルを抜いた際，先端に血液が付着していることは臨床でしばしばみられます．上記のコツのように，吸引カテーテルを深く入れすぎない配慮をしたうえでの出血です．

　実際に，気管支鏡による吸引時に気管を確認してみると，気管吸引を受けているかなり多くの患者で，気管壁や気管分岐部より奥の場所で発赤や傷が認められます．つまり，意識はしていても，ついつい，気管を傷つけたり，吸引カテーテルを奥まで入れがちだと言うことです．吸引カテーテルを深く入れても末梢にある痰は引けないうえに，むしろ無気肺のリスクを高める可能性があり，メリットはまったくありません．

　さらに，このような侵襲が繰り返されると，出血傾向にある患者，循環不全の患者，頻繁に気管吸引が必要な患者では，非常に大きなトラブルをまねくことがあります．

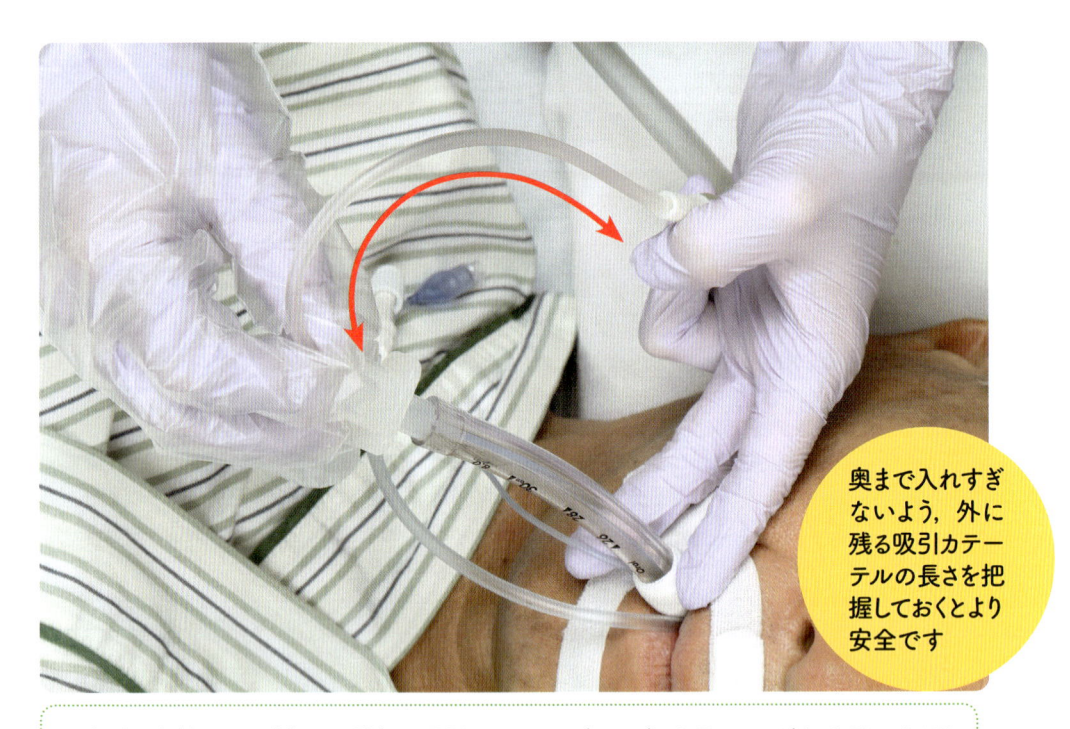

奥まで入れすぎないよう，外に残る吸引カテーテルの長さを把握しておくとより安全です

一般的な気管チューブ（30cm強）と吸引カテーテル（50cm）を用いて，適切な長さだけ吸引カテーテルを挿入すると，外に残っている吸引カテーテルはおおよそこのくらいになります．

臨床の実際

　咳嗽で気管チューブ内の目に見えるところまで痰が上がっている場合はその痰を吸い，それで状態が改善されれば，それ以上奥に吸引カテーテルを挿入して吸引する必要はありません．

開放式気管吸引の手順—5
痰の吸引の実施

1 陰圧をかけた状態で，吸引カテーテルを愛護的に引き抜きます．

根拠 痰の多い部分はゆっくり吸引し，少ないところでは素早く引き上げるのが効果的です．

手技のポイント
気管分岐部付近から1～2cmまでは丁寧にゆっくり吸引しながらカテーテルを引き，その上は気管チューブ内ですので，素早く引き抜くようにします．

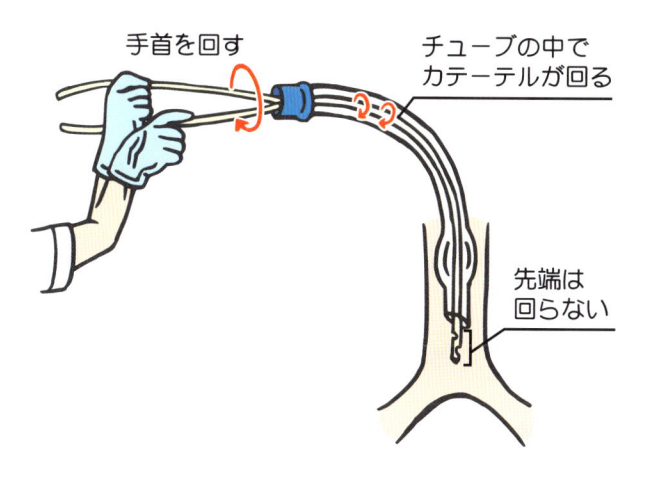

手首を回す
チューブの中でカテーテルが回る
先端は回らない

手技のポイント
多孔式の吸引カテーテルでは，ひねって先端を回転させることで，より効果的に痰に吸引圧をかけることができます（56ページ）．
なお，昔ながらにコツとされてきた手首を回しながら引き抜く手技（左図）には，まったく効果は期待できません．カテーテルの先端はほとんど変化せず，気管チューブの中でくるくる回るだけの無駄な行為です．

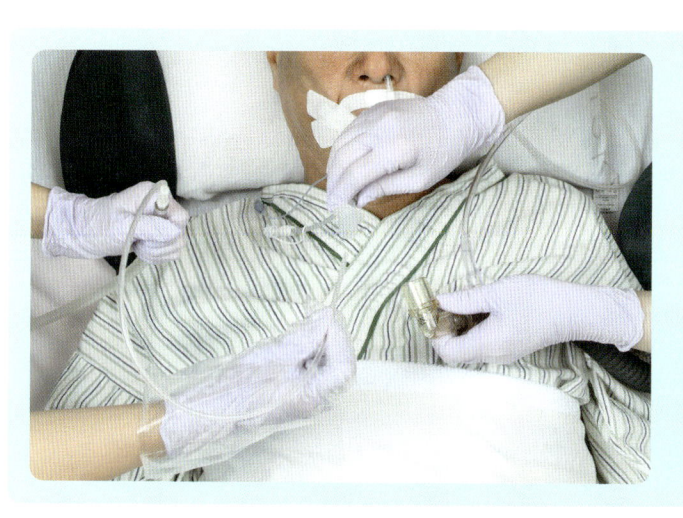

臨床の実際
カテーテルを引き抜き終えたら，なるべく早く酸素化を行います．複数人で吸引を行っていれば，それだけ早く酸素化が可能となり，患者の苦しさも軽減されます．

2 吸引カテーテルを挿入し始めてから引き抜くまでにかける時間は，最長でも10秒とします．

根拠　吸引時間の目安についてはいくつかの考えがありますが，筆者は最長でも10秒としています．長時間の吸引によって，低酸素血症，肺胞虚脱，気道粘膜の損傷が起きやすくなることは明らかです．また，吸引時間が長いほど，吸入酸素濃度（F_IO_2）が高いほど，吸引後のSpO_2の低下は著しくなります．さらに，吸引時間が長いほど，その後のSpO_2の回復にかかる時間も長くなります

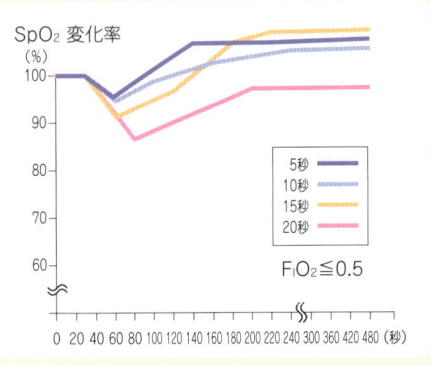

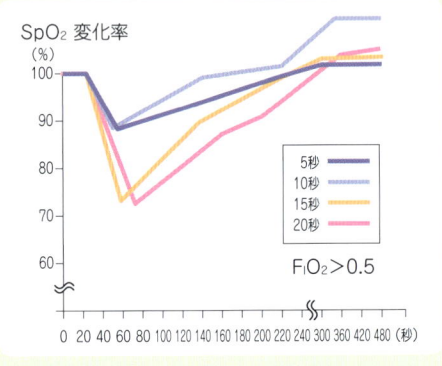

（SpO_2変化率グラフ：$F_IO_2 \leqq 0.5$ および $F_IO_2 > 0.5$，吸引時間 5秒・10秒・15秒・20秒）

坂本多衣子ほか：吸引操作の患者への影響−経皮酸素分圧を用いた検討．ICUとCCU 9（6）：729-732，1985

臨床の実際

非常に痰の貯留が多い患者の場合，とにかく1回で取りきろうという意識が働き，長時間にわたって（ときには30秒以上も）吸引をしてしまうことがあります．しかし，序章でも示したように，そのときの患者の苦痛は想像を絶します．高濃度酸素を投与してはいますが，それでも低酸素状態のままという患者も少なくありません．

明らかに10秒では引けない量の痰がある場合でも，10秒以上吸引せず，一度インターバルをおくことが重要です．そのあと患者状態を確認し，必要であれば再度チャレンジすることが適切な吸引手技になります．

3 吸引カテーテルを引き抜いたあと，再吸引を実施する場合には，前処置としていずれかの方法で酸素化を行い，患者のSpO_2や循環動態（頻脈・血圧上昇の程度）などを，十分に時間をかけて確認します．

根拠　最初の吸引で，多くの場合に，SpO_2低下や頻脈，血圧の上昇がみられます．その状態が回復したうえでなければ，再吸引に移ってはなりません．なお，SpO_2は患者状態をリアルタイムでは表さないため，十分に数値の変化が落ち着いてから，回復したかどうかを判断することが必要です．

> **臨床の実際**
>
> 　臨床では，吸引がかえって身体に悪影響を及ぼすこともあります．たとえば，吸引によって迷走神経反射が引き起こされ，血圧低下や徐脈となる場合もあります．現状からの変化をとらえることが重要です．
> 　回復した状態を確認したうえで再吸引を行っていたとしても，吸引の継続は患者への侵襲が大きいので，多くても2～3回にとどめ，一度評価（次ページ）を行ってください．

4　再吸引を実施するときは，吸引カテーテルの外側をアルコール綿で拭き取り，生理食塩水か滅菌蒸留水にて内腔を洗浄します．

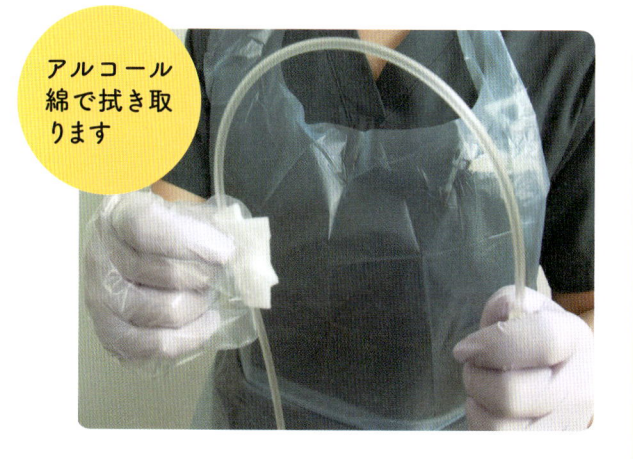

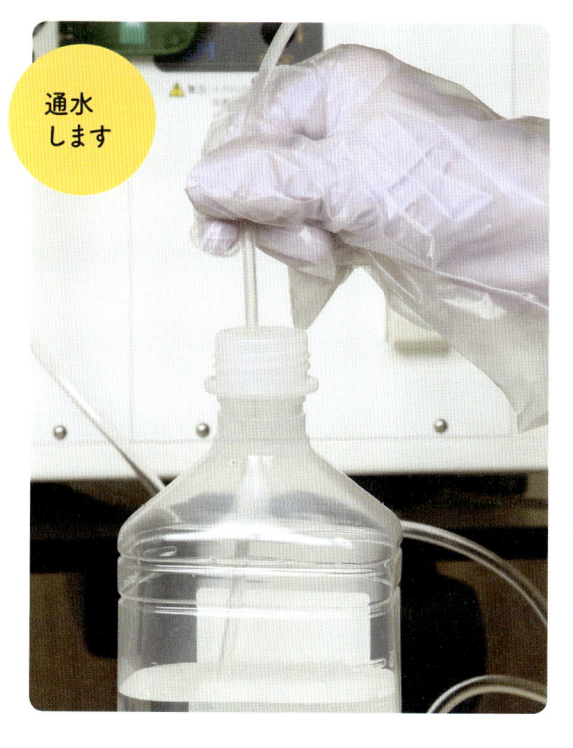

アルコール綿で拭き取ります

> **根拠**
>
> 　清潔操作にはなりませんが，少なくとも吸引カテーテルに付着した痰を再度，気管の中に押し込むことは避けるべきです．なお，この場合のアルコールの成分は次の手技までに揮発し，残留刺激の心配はありません．

通水します

> 　滅菌蒸留水を吸引（通水）することで，内腔を洗浄しています．生理食塩水と滅菌蒸留水，どちらのほうがより感染を減らすかについて示したエビデンスはありません．

開放式気管吸引の手順—6
吸引後の対応

1 酸素化と異常の有無を確認し，物品の処理を行います．

臨床の実際
- 酸素化を行い，患者の呼吸状態・循環動態を確認します．急激な全身状態の悪化，吸引物に多量の出血がないかも合わせて確認します．
- 人工呼吸器の回路を正しく再接続し，吸引カテーテルを廃棄します．

2 吸引の効果を評価します

根拠 気管吸引が必要だとアセスメントし，吸引を実施したのですから，聴診，SpO_2，グラフィックモニタなどによって，貯留していた痰が除去されたか，痰に伴い生じていた呼吸状態の悪化が改善されたかどうか，その結果を評価します．きちんと観察し記録に残すことも大切です．

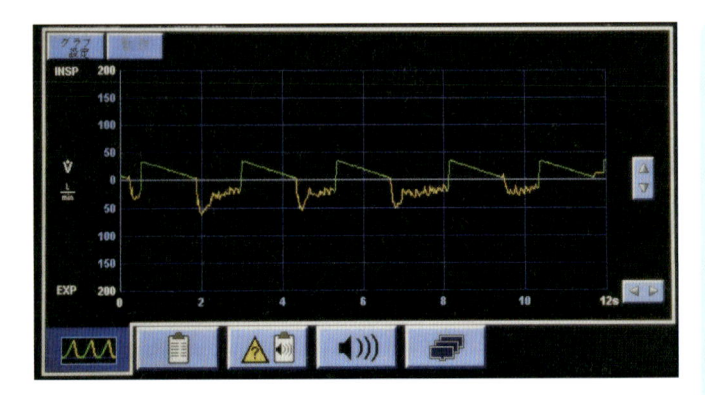

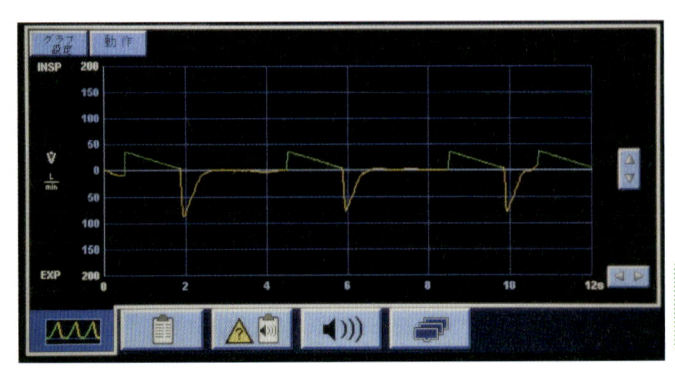

臨床の実際
具体的には，以下のようなことを評価します．また，吸引の刺激によってカフ漏れが起こっていないか，頸部の聴診で確認します．
- 分泌物の除去ができたか？
- 量，性状は？
- 呼吸音は改善したか？
- 気道内圧は低下したか？
- バッキングは消失したか？
- SpO_2は改善したか？
- 自覚症状は改善したか？
- 呼吸数や心拍数は改善したか？

吸引前（上）と吸引後（下）のグラフィックモニタ．曲線のブレが改善しています．

E 閉鎖式気管吸引　写真でみる手順と根拠

閉鎖式気管吸引の手順―1
吸引圧の設定と酸素化の実施

1 吸引圧を設定し，酸素化を実施します．酸素化は人工呼吸器の設定による100%濃度酸素投与や吸引モードなどによって行います．

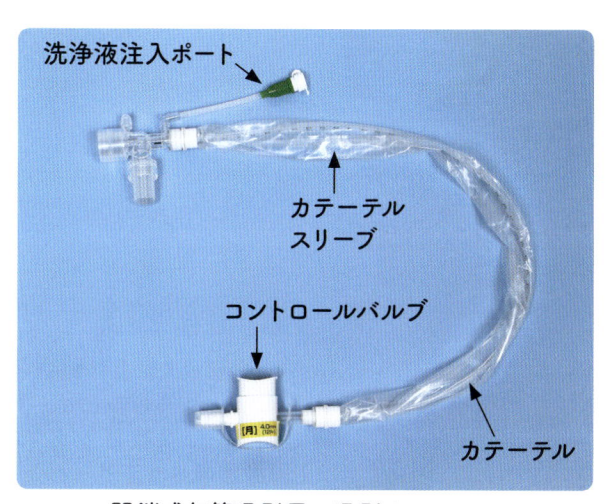

- 洗浄液注入ポート
- カテーテルスリーブ
- コントロールバルブ
- カテーテル

閉鎖式気管吸引用の吸引カテーテル

根拠

- 開放式に準じて，スタンダードプリコーションの実施後，吸引圧の設定を行います．
- 閉鎖式気管吸引は閉鎖環境を維持することが大前提であるため，酸素化には人工呼吸器の設定を用います．

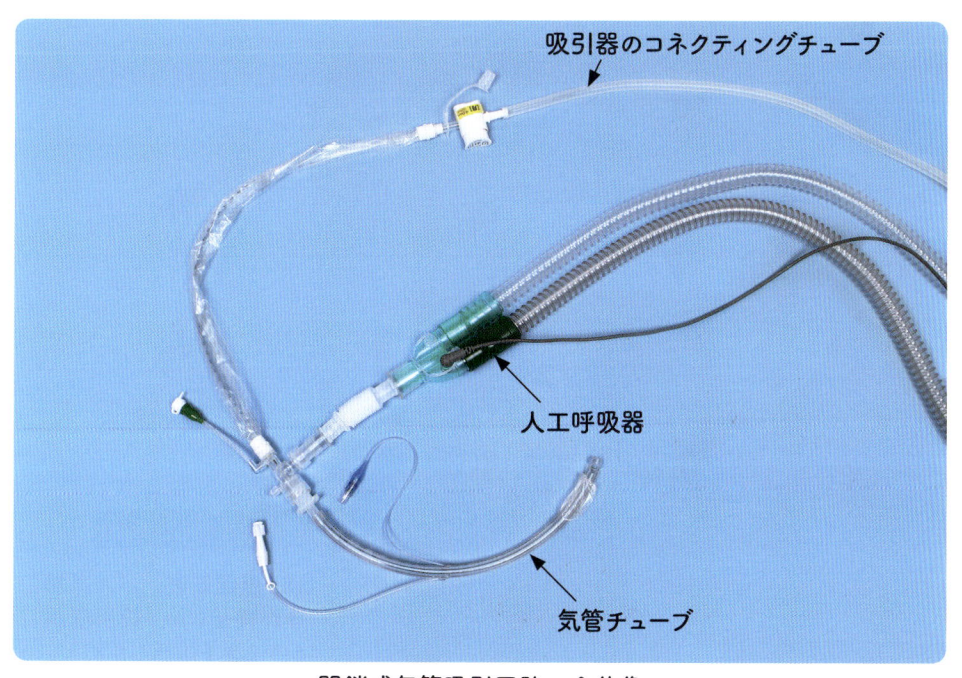

- 吸引器のコネクティングチューブ
- 人工呼吸器
- 気管チューブ

閉鎖式気管吸引回路の全体像

閉鎖式気管吸引の手順―2
閉鎖式気管吸引のセッティング

1 吸引器のコネクティングチューブを吸引カテーテルのコントロールバルブのポートに接続したあと，コントロールバルブを持ち上げ180度回転させます．

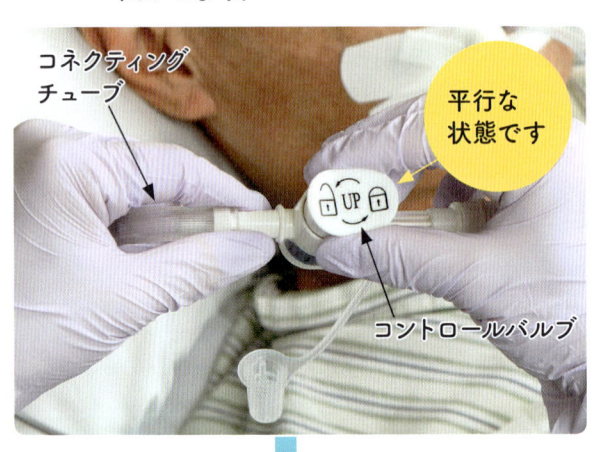

コネクティングチューブ

平行な状態です

コントロールバルブ

手技のポイント
多くの閉鎖式気管吸引キットがコントロールバルブ式です．平行な状態から180度回転させると，バルブ部分が押せるようになります．

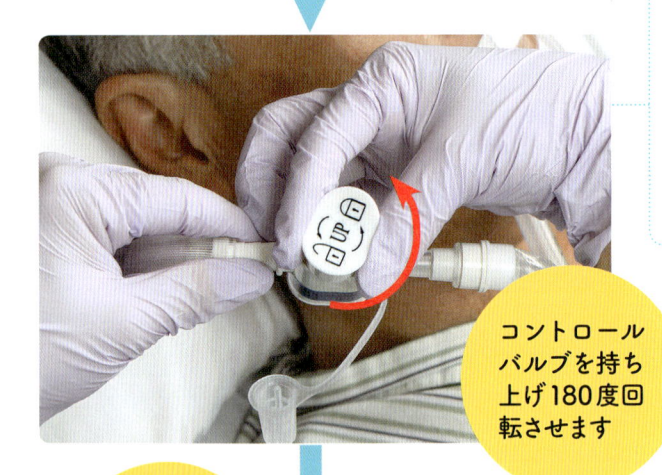

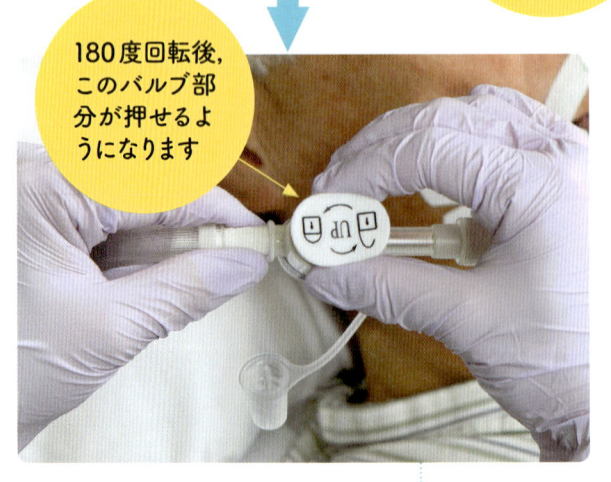

コントロールバルブを持ち上げ180度回転させます

180度回転後，このバルブ部分が押せるようになります

手技のポイント
180度回転後，バルブ部分が押せるか，吸引圧がかかるかを確認します．

臨床の実際

閉鎖式気管吸引を実施する場合は，既に回路が接続された状態ですが，複雑な回路の構造を知り，全体の役割を理解して操作することが，正しい手順や操作の実施につながります．また，吸引カテーテルの定期的な交換も必要です．そのためにも，回路の組み立て方を示します．

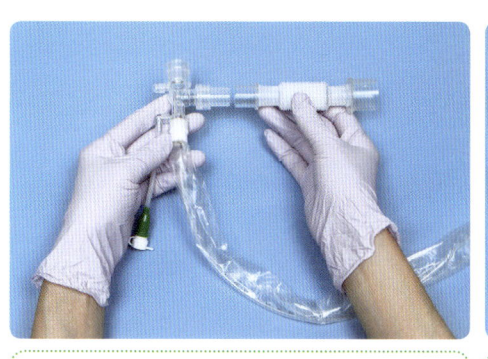

① 吸引カテーテルに人工呼吸器と接続するためのチューブを装着します

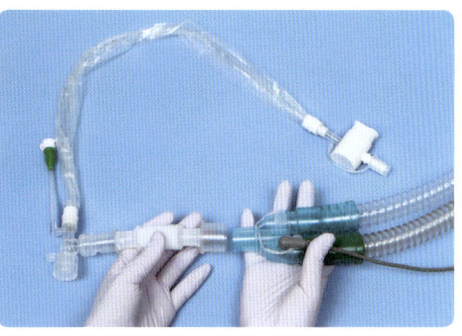

② 人工呼吸器と接続します

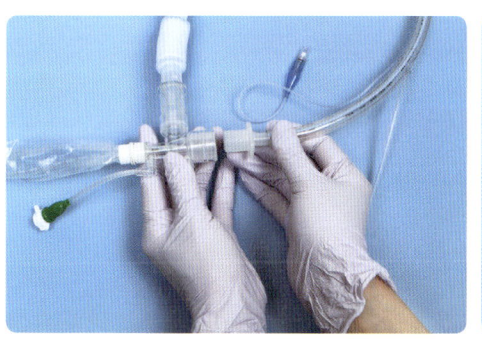

③ 気管チューブと接続します

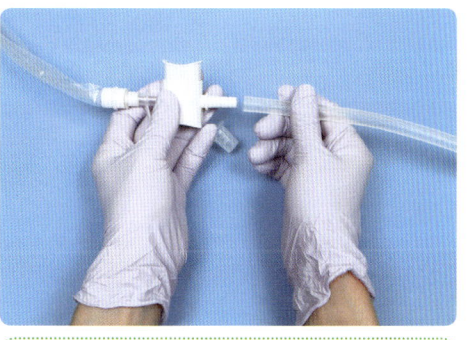

④ 吸引器のコネクティングチューブと接続します

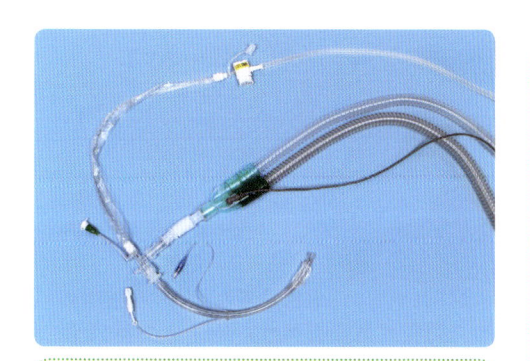

⑤ 閉鎖式気管吸引回路の完成です

手技のポイント

曜日シールを貼ることで交換忘れを防ぎます

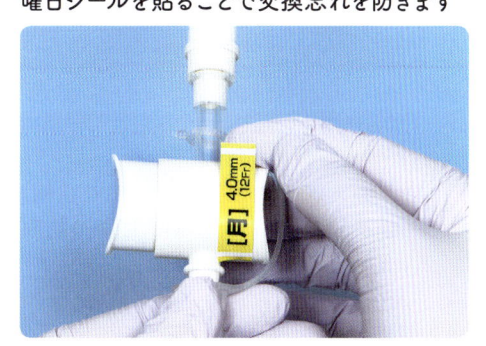

閉鎖式気管吸引の手順―3
吸引カテーテルの挿入

1 気管チューブとL字型コネクタの接続部を持ち，反対側の手でカテーテルスリーブをたぐり上げながら，カテーテルを気管分岐部の手前で，通常，気管チューブの2〜3cm先まで挿入していきます．

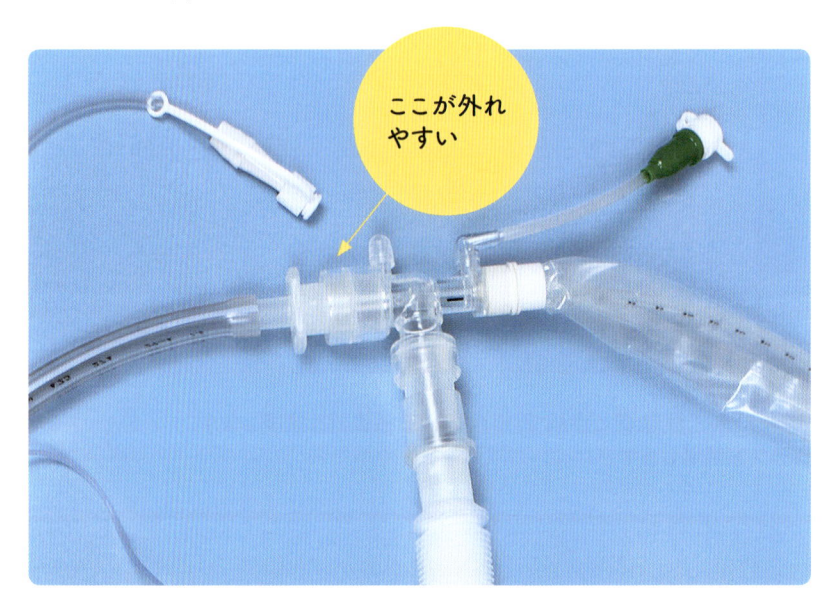

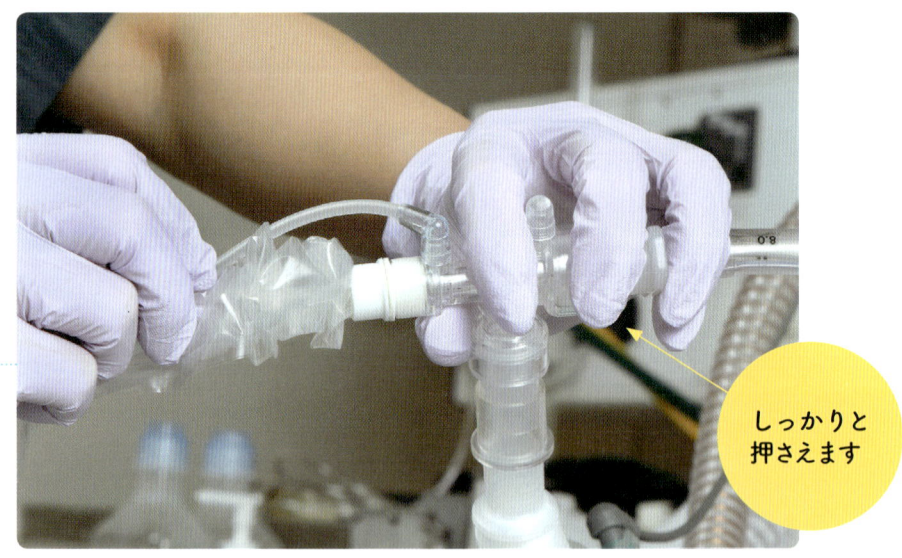

ここが外れやすい

しっかりと押さえます

手技のポイント

気管チューブとL字型コネクタの接続部が，実は外れやすいことに注意します．手技中の接続部の外れは，閉鎖式回路の開放を意味し，閉鎖式気管吸引のメリットを失うことにもなります．挿入の際は，しっかりと押さえ，気管チューブを押したり引いたりしないようにします．

> たぐり
> 上げます

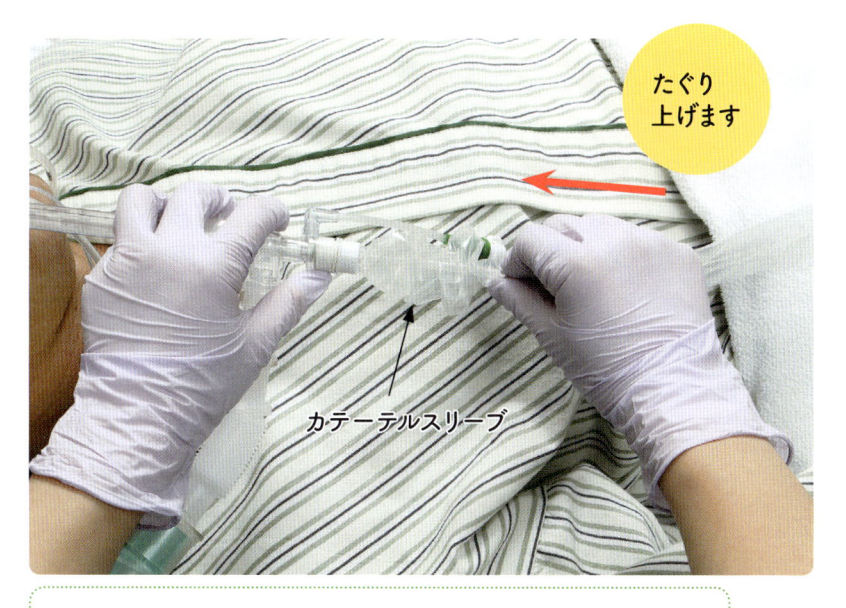

カテーテルスリーブ

カテーテルスリーブをたぐり上げていくとこんな感じになります．

根拠　カテーテルを挿入する深さは，開放式気管吸引と同様の根拠（70ページ）により，気管チューブの2〜3cm先，気管分岐部の1〜2cm上を目安とします．

臨床の実際
　吸引カテーテルの挿入リスクをふまえて，カテーテルを挿入する長さを確認しておきます．開放式と同様，気管チューブの長さ＋2〜3cmが目安です．閉鎖式気管吸引用の吸引カテーテルには，通常，目盛りがついています．また，気管チューブにも目盛りがあります．
　なお，開放式の場合と同様，気管チューブ内の目に見える痰を吸って状態が改善されれば，それ以上奥に挿入する必要はありません．

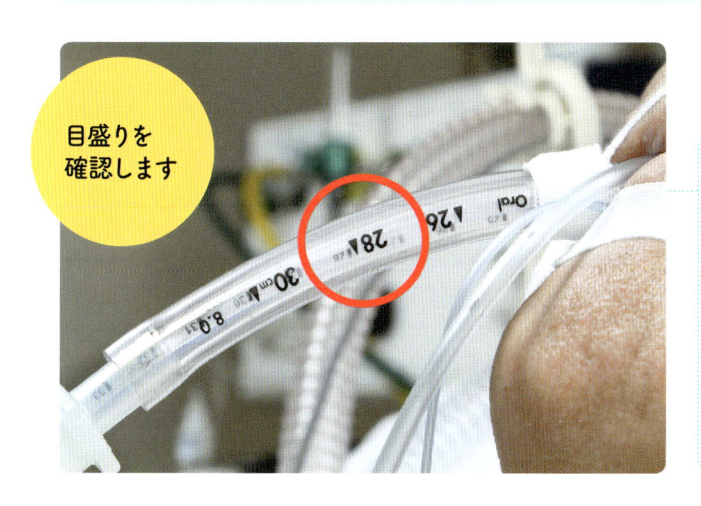

> 目盛りを
> 確認します

手技のポイント
気管チューブと吸引カテーテルの目盛りが一致していると，ちょうどチューブの末端までカテーテルの先端がきていることになります．さらに2〜3cm進めるとちょうどよい深さです．

閉鎖式気管吸引の手順—4
痰の吸引の実施

1 気管分岐部まで挿入したら，バルブ部分を押して陰圧をかけ，痰を吸引しながらカテーテルを指定位置（黒い印）まで引き抜きます．

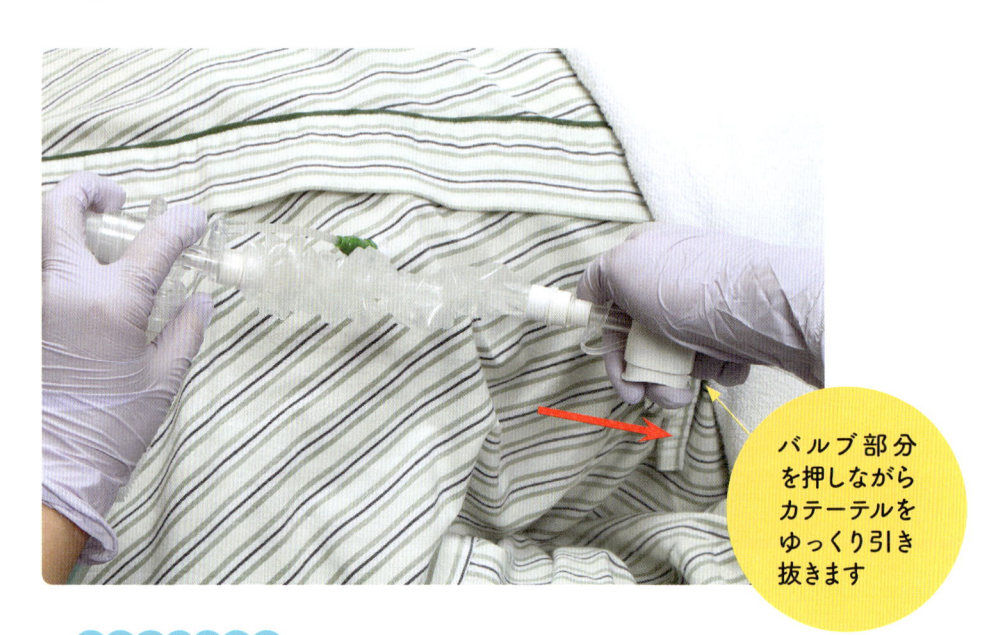

> バルブ部分を押しながらカテーテルをゆっくり引き抜きます

手技のポイント

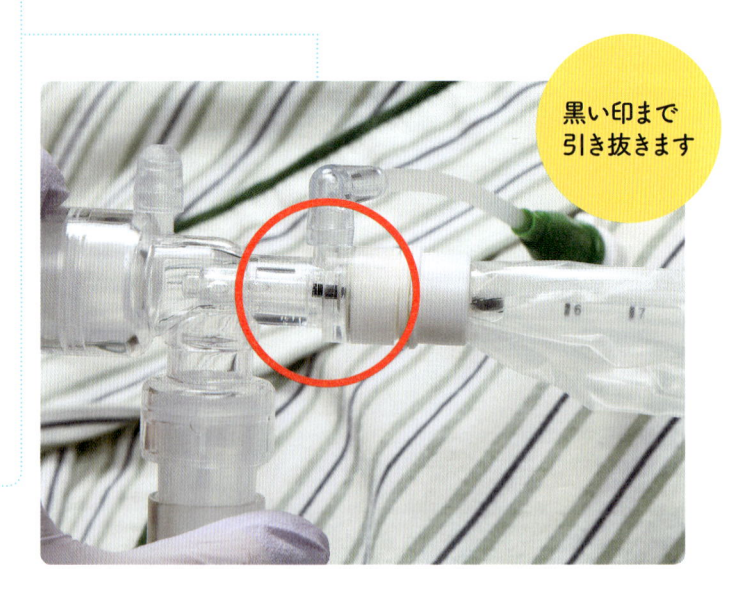

吸引時間，吸引時の操作は，開放式気管吸引と変わりません．気管分岐部付近から1～2cmまではゆっくり吸引しながらカテーテルを引きます．2cm以降は素早く引きますが，閉鎖式気管吸引では，カテーテルを引くのは「黒い印」までであることに注意します．

> 黒い印まで引き抜きます

根拠
カテーテルを引きすぎた場合は，スリーブ内が開放され，換気が漏れ，低換気になるおそれがあります．

臨床の実際

「気管分岐部まで挿入したら，バルブ部分を押して陰圧をかける」としましたが，開放式気管吸引の場合は吸引圧をかけながら吸引カテーテルを挿入することを推奨しました (70ページ)．では，閉鎖式気管吸引はと言うと，やはり，吸引圧をかけながらのほうがいいです．ですが，吸引圧をかけながら行おうとすると，下の写真のようにバルブ分を押しながら，カテーテルスリーブをたぐり上げなければなりません．実際にやってみてください．見た目以上に力が必要です．無理に吸引圧をかけながら行うことで，スムーズな吸引が行えなかったとしたら，患者の苦しみが増すことにもなります．無理のない範囲で行いましょう．

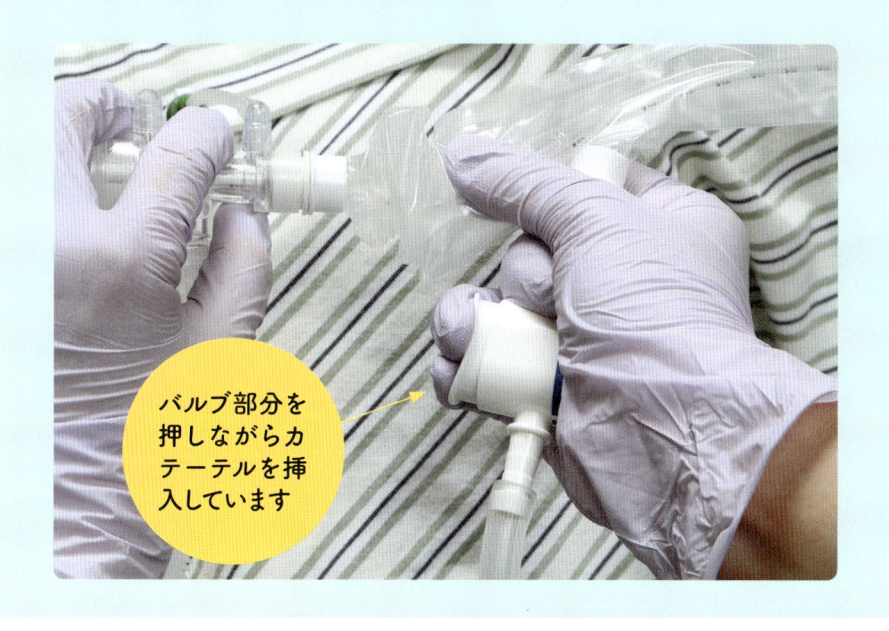

> バルブ部分を押しながらカテーテルを挿入しています

臨床の実際

閉鎖式気管吸引と開放式気管吸引を比較したときに，吸引される痰の量の差がよく挙げられます．「閉鎖式気管吸引のほうが痰が引きにくい」「吸引量が減った」などの声です．しかし，これらの声はいくつかの研究で否定されています．

たとえば，右の図は開放式気管吸引と閉鎖式気管吸引で吸引される痰の量を比較したものです．閉鎖式の方が多いというデータが得られています．

そもそも，気管吸引のアウトカムは，吸引される痰の量とは関係ありません．

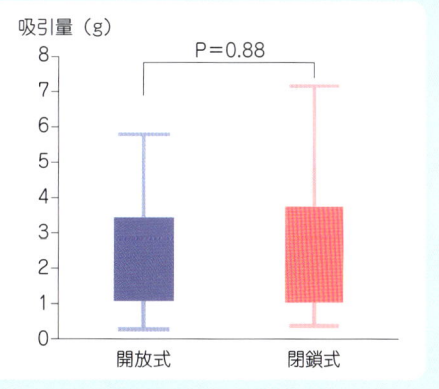

吸引量 (g) / P=0.88 / 開放式 / 閉鎖式

Witmer MT et al: Respir Care **36** (8): 844–848, 1991

第3章　写真でみる　気管吸引の手順と根拠

閉鎖式気管吸引の手順—5
吸引カテーテルの洗浄

1 カテーテル内腔を洗浄するため，陰圧をかけながら洗浄液注入ポートより生理食塩水を 5〜10mL 注入します．

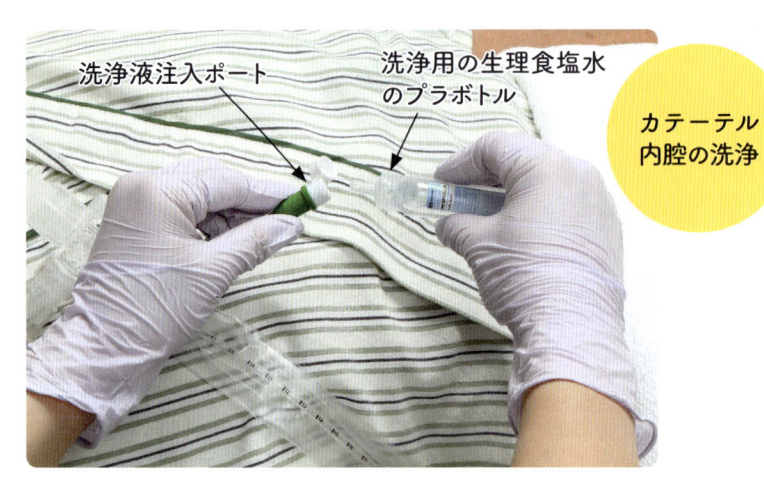

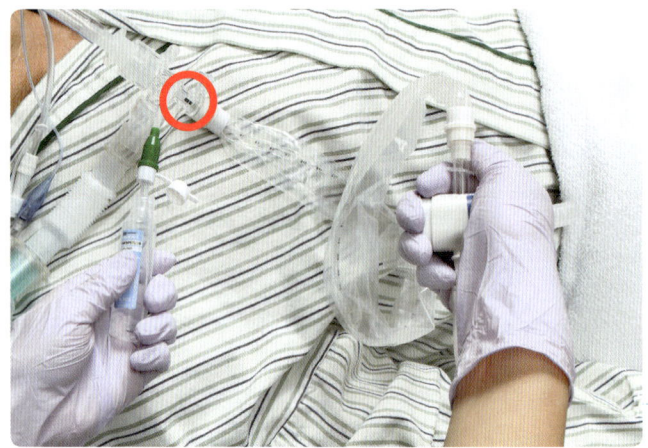

洗浄液注入ポート
洗浄用の生理食塩水のプラボトル

カテーテル内腔の洗浄

手技のポイント

カテーテルを十分に（黒い印まで）引き抜いた状態で洗浄を行います．引き抜きが不十分だと，気管に生理食塩水を送り込むおそれがあります．

2 生理食塩水を外し，コントロールバルブを 180 度回転させロックします．

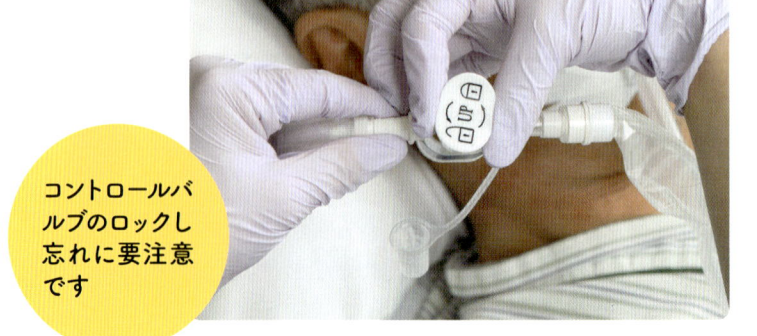

コントロールバルブのロックし忘れに要注意です

閉鎖式気管吸引の手順—6
吸引後の対応

1 酸素化と異常の有無を確認し，物品の処理を行います．

臨床の実際
　酸素化を行い，患者の呼吸状態・循環動態を確認します．急激な全身状態の悪化，吸引物に多量の出血がないかも合わせて確認します．

2 吸引の効果を評価します

臨床の実際
　酸素化や吸引効果の評価は，開放式気管吸引と同様に，以下のことを評価します．カフ漏れが起こっていないかの確認（頸部の聴診）も同様に行います．
- 分泌物の除去ができたか？
- 量，性状は？
- 呼吸音は改善したか？
- 気道内圧は低下したか？
- バッキングは消失したか？
- SpO_2は改善したか？
- 自覚症状は改善したか？
- 呼吸数や心拍数は改善したか？

3 必要に応じて，吸引カテーテルの交換を行います．

根拠
　閉鎖式気管吸引の吸引カテーテルの交換については，ルーチン交換の頻度に関するガイドラインなどの勧告やエビデンスはありません．吸引カテーテルの仕様書に従い，24時間，72時間などが目安になります．

F 気管切開口からの吸引 手順と実際

　第3章の冒頭で説明したように，気管切開患者の気管切開口からの吸引には，気管挿管患者の場合と同様に開放式と閉鎖式があり，それぞれの準備や手技は気管挿管の場合に準じますが，挿入の深さなどに一部注意が必要です．簡単にですが，「気管切開口からの吸引」の手順についてみていきましょう．

1 吸引前にスタンダードプリコーションの実施，吸引カテーテルの選択，カフ圧の確認などを行い，必要に応じてカフ上部の吸引を行います．

> **臨床の実際**
> 　閉鎖式気管吸引用の吸引カテーテルは，気管挿管患者用と気管切開患者用がありますが，開放式気管吸引用の吸引カテーテルは，気管挿管患者と気管切開患者の区別なく共通となります．

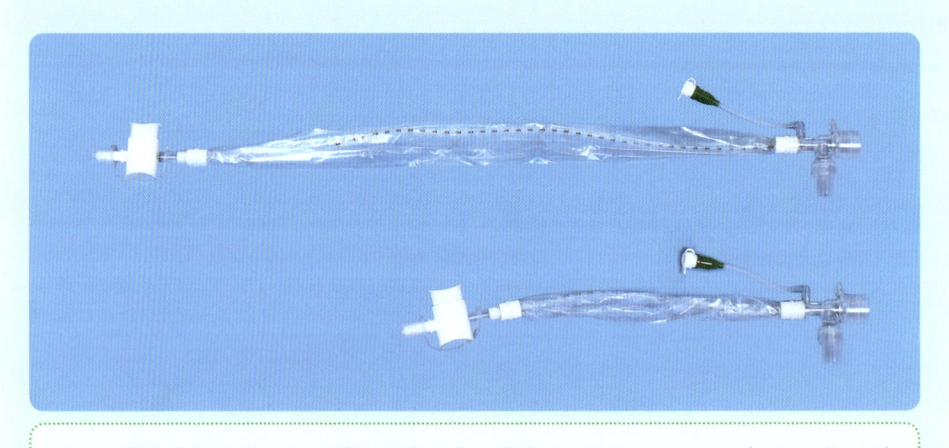

上が気管挿管患者用，下が気管切開患者用の閉鎖式の吸引カテーテル（ともに成人用）

2 吸引圧を設定し，カテーテルの接続，酸素化を実施します．

> **臨床の実際**
> 　気管挿管患者の閉鎖式気管吸引時と同様ですが，気管切開患者に閉鎖式吸引を用いる場合は，気管切開カニューレと回路の接続部が外れやすいことに注意してください．

3 吸引カテーテルを挿入します．

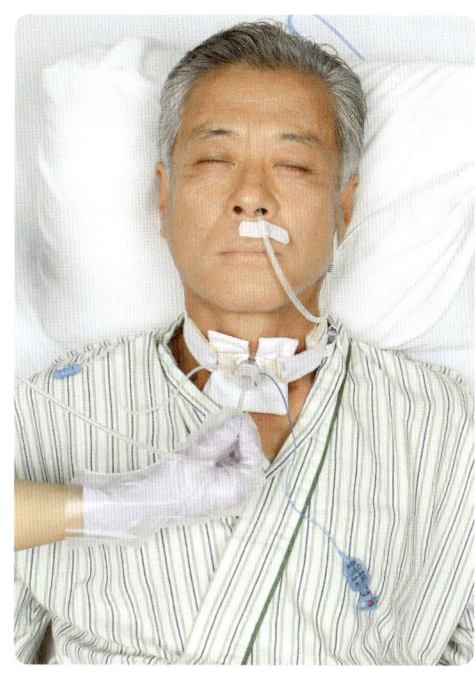

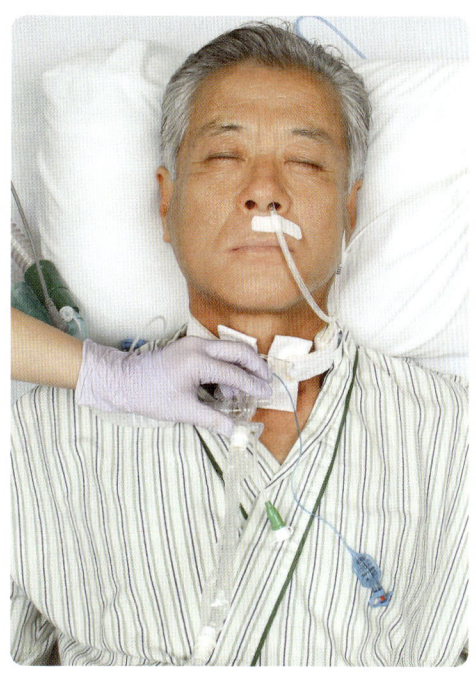

気管切開口からの開放式吸引　　　気管切開口からの閉鎖式吸引

臨床の実際

　気管切開患者に開放式を用いる場合は，**下の写真**のように，気管挿管患者のときと同じ感覚で挿入すると大変危険です．

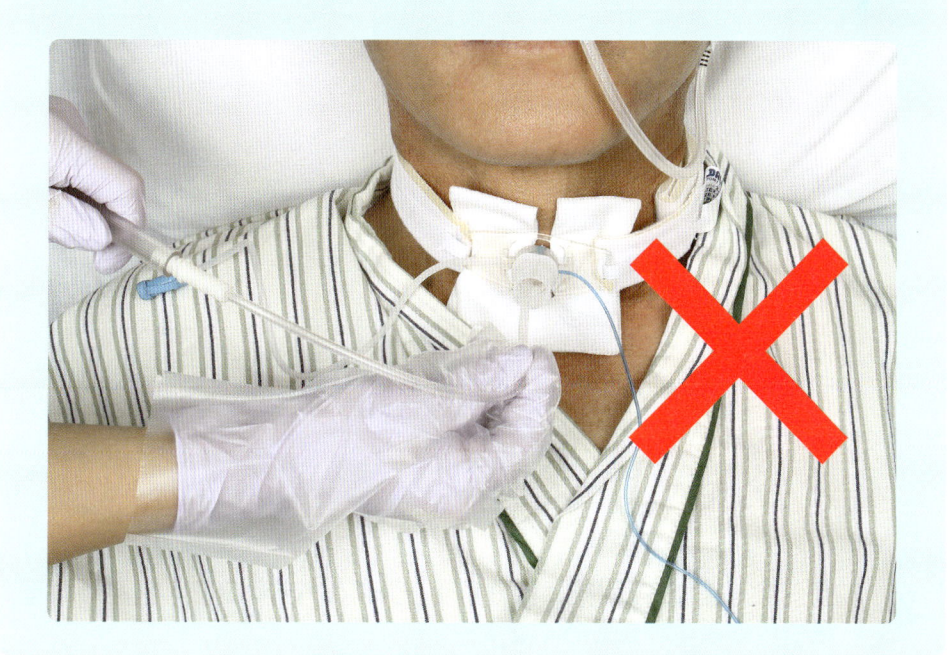

根拠 気管挿管患者に挿入されている気管チューブと，気管切開患者に挿入されている気管切開カニューレの長さはかなり違います．**下の写真は**，同じ吸引カテーテルを用いて適切な深さだけ挿入したものです．気管切開患者の場合，吸引カテーテルの大部分が外に残った状態で適切な深さまで到達しています．吸引カテーテルを挿入する深さには細心の注意をはらってください．

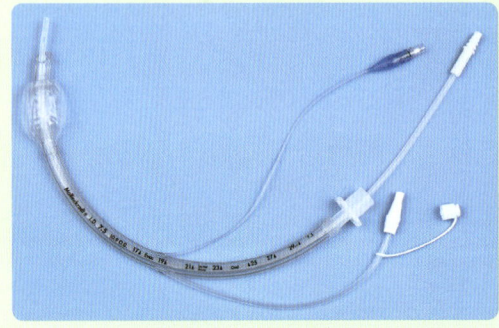

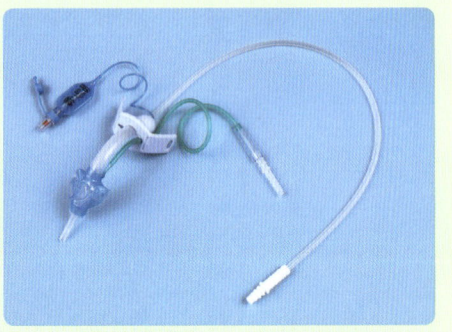

気管チューブの場合　　　　　　　気管切開カニューレの場合

臨床の実際

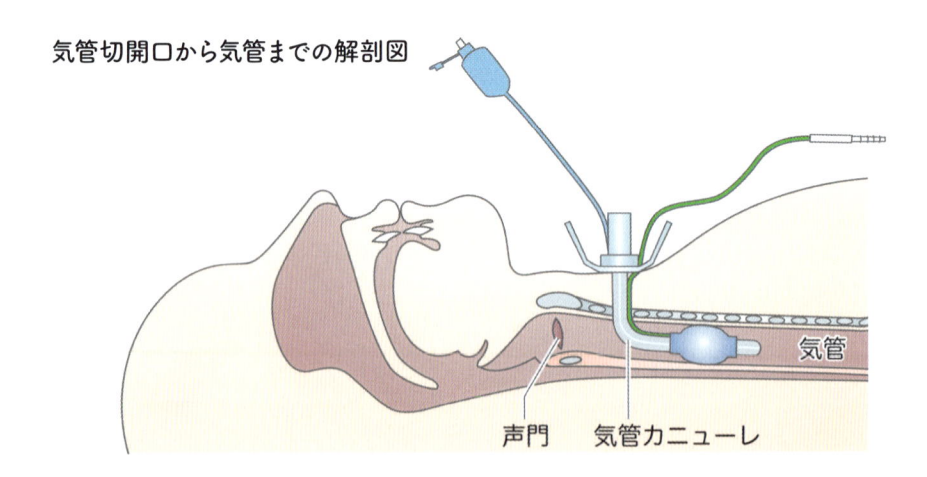

気管挿管患者の気管吸引では，気管チューブの長さ＋2～3cmを目安としていますが，気管切開カニューレは短く，目安にはできません．

成人の場合は，気管切開口から気管分岐部までの長さが目安となり，12～15cmが基本になります．

気管切開口から気管までの解剖図

声門　気管カニューレ　気管

4 吸引を実施し，吸引後には酸素化と異常の有無の確認，物品の処理，吸引の効果の評価を行います．

G やってはいけない気管吸引－鼻腔吸引の実態

　鼻腔吸引は，鼻腔から吸引カテーテルを挿入し，鼻腔にある分泌物や貯留物を吸引する方法です．挿入するのは咽頭までであって，気管にある痰を吸引するために気管へ吸引カテーテルを挿入するものではない，挿入してはいけない手技です．
　まず，気管吸引とよべる手技ではないことを前提としてください．

鼻腔から気管の吸引が行われている実態

　もし，目の前の在宅療養中の非挿管患者が，痰が原因で苦しんでいて，その痰は気管にあるとしたら……気管に吸引カテーテルを挿入して痰を取ってあげたいという心理はわからなくはありません．
　このように，臨床では咽頭までででは十分に排痰ができず，酸素化に影響を及ぼすおそれがあるため，やむなく吸引カテーテルを喉頭近くや気管にまで挿入して痰の吸引を行っている実態もあります．
　一方で，そのような手技が広まって，安易に鼻腔から気管へ吸引カテーテルを挿入していると見受けられる状況もあります．
　しかし，この鼻腔から気管へ挿入する吸引は，通常の気管吸引と比べ，リスクが大きな行為です．まずは，なぜこの手技が危険かを解説したいと思います．

本来の鼻腔吸引そのものが侵襲的な手技である

　まず，鼻腔からの気管の吸引のリスクの前に，本来の鼻腔吸引自体がいかに侵襲的かを確認しておきます．
　鼻腔吸引でも，気道にある空気が奪われることによる低酸素血症や肺胞虚脱などの合併症のおそれがあります．通常の気管吸引と同様，実施前にはアセスメントをして，実施の是非を判断する必要があります．
　また，むやみな鼻腔吸引は，気管吸引同様，患者に苦痛を与えるだけです．分泌物などによる鼻閉感があって鼻をかむことができない場合や，明らかに喉元に痰がたまりゴロゴロしている場合，ハッフィング（深く息を吸い込み，「ハッ，ハッ，ハッ」と強く吐き出す呼吸法）で痰が十分に喀出できない場合のサポートとして行います．

気管吸引そのものに感染のリスクがある

　気道の解剖と微生物環境を簡単に整理しておきましょう．
　「気道（airway）」とは，鼻腔，咽頭，喉頭から気管，気管支，終末細気管支まで，しだいに分岐を重ねて肺胞にいたる"呼吸気の通路"のことを言います．鼻腔および口腔から喉頭までを「上気道」，気管より末梢を「下気道」と言います．微生物環境としては，通常，上気道には多くの常在菌が存在しており，下気道は原則として無菌状態に保たれています．このことを前提に，気管吸引に伴う感染のリスクについて考えてみましょう．

APICのテキスト*によれば，吸引カテーテルは微生物を下気道に押し込み，また，吸引カテーテルの使用は，直接的に患者環境の汚染をまねくとして，気管吸引のリスクを指摘しています．人工気道を介しての気管吸引そのものが，感染を誘発するリスクがあると言っているわけです．ですから，基本的に無菌状態にある下気道の分泌物を吸引する際には，厳重な無菌操作が必要となります．

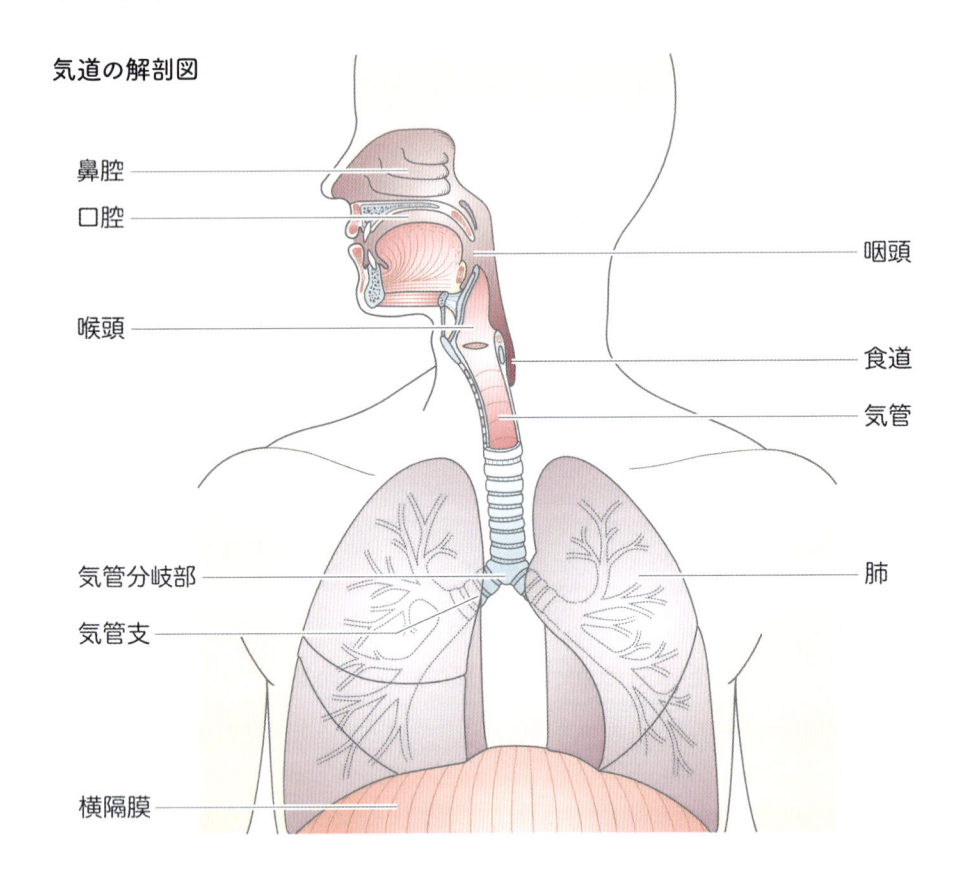

気道の解剖図

鼻腔
口腔
喉頭
気管分岐部
気管支
横隔膜

咽頭
食道
気管
肺

鼻腔から気管の吸引を行う感染リスク

では，鼻腔を介して気管吸引を行う場合は，どうなるでしょう．多くの微生物が存在する鼻腔粘膜に接触しながらカテーテルを挿入していることになり，とても清潔な操作とは言えません．吸引という行為によって，わざわざ微生物を下気道に押し込んでいることになるのです．感染のリスクを多分にはらんでおり，推奨できる行為とはけっして言えません．

ちなみに，気管挿管や気管支鏡も同様のリスクをはらんでいます．しかし，これらを計画的に実施する際には，器具が接触しそうな上気道をできる限り消毒することが多いはずです．しかし，鼻腔からの気管の吸引の際には，それもしていないことが多いのではないでしょうか．

*Pfeiffer AJ ed: APIC Text of Infection Control and Epidemiology, APIC, 2000

吸引カテーテルを鼻腔から気管に通すのはむずかしい

　鼻腔吸引は盲目的であり，気管チューブのように気管に吸引カテーテルを確実に導いてくれるものもありません．カテーテルがなかなかうまく気管に入らず，喉頭周囲を傷つけてしまうことは珍しくありません．気管に運よくカテーテルが挿入できたとしても，「たまたま入った」と考えてください．

鼻腔には出血しやすい部位がある

　鼻腔吸引でとくに注意すべきは，鼻出血の合併です．もっとも出血しやすい部位は，鼻入口部（鼻中隔前下端部）にあるキーゼルバッハ部位です．粘膜がきわめて薄く，その直下には外頸動脈，内頸動脈の分枝が毛細血管網を形成しているため，機械的刺激を受けやすく，鼻出血の好発部位となっています．

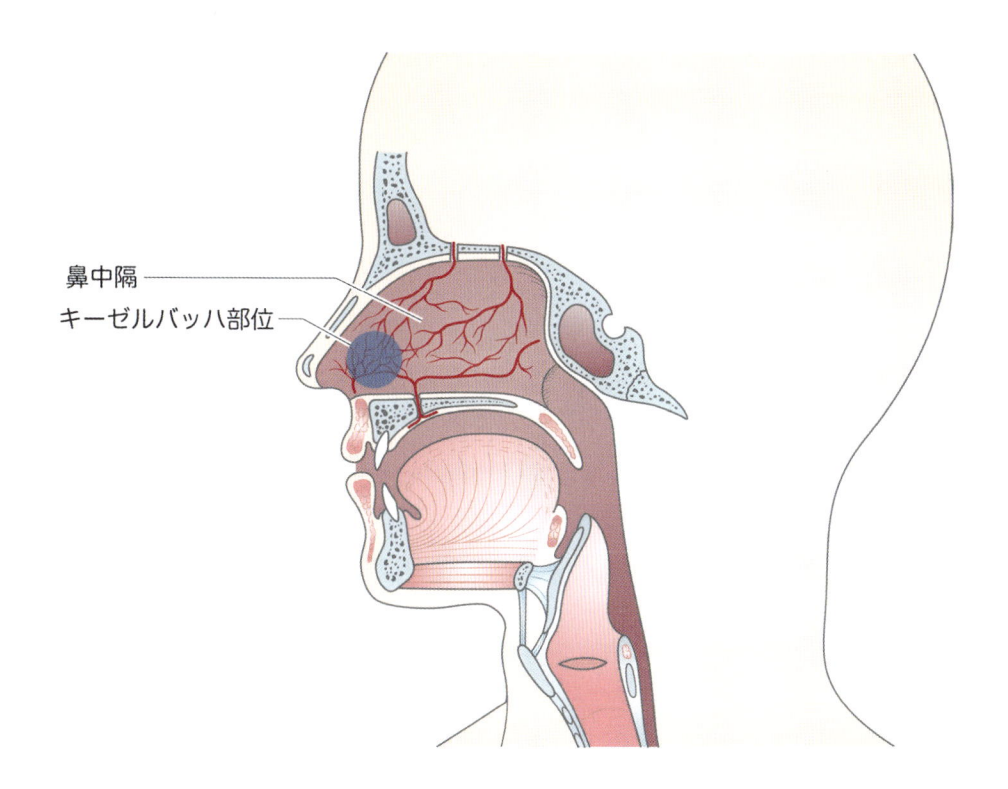

鼻中隔
キーゼルバッハ部位

鼻腔から気管の吸引を行う前に

　もし，鼻腔から気管の吸引を実施しようとする場合は，そもそも気管吸引は患者に多大な苦痛を強い，さまざまな合併症が起こりうる手技であることに加え，鼻腔からのアクセスには上記のようなリスクがあることを考慮し，それでも鼻腔からの気管の吸引を優先すべきだと判断してから行ってください．

Evidence　小児の気管吸引

　小児に対する気管吸引は，成人以上に適切な方法で実施されなければ，低酸素血症，肺胞虚脱，血圧の変動，精神的苦痛など強い侵襲を与えるだけでなく全身状態の急激な悪化や人工呼吸器関連肺炎（VAP）を引き起こします．
　以下に，小児の気管吸引（主に開放式）の実際を，順を追って示します．

●小児・家族への説明

　気管吸引の処置は，小児に強い苦痛を与えます．とくに意識のある小児には，方法，内容，咳嗽など，予測される事柄について小児の理解できる言葉で説明し，協力を得ることが必要です．
　家族に対しても，侵襲を伴う処置であることから，気管吸引の必要性と方法および効果について説明し，理解と協力を得ます．

●吸引中のモニタリング

　小児においても気管吸引に伴う変化は，成人同様，以下に注目します．小児ではとくに変化が急激で，連続的もしくは経時的に観察する必要があります．

- 顔色，表情，全身色
- 心電図（不整脈の有無，心拍数の変化の観察）
- SpO_2（全身の酸素化や吸引，処置に伴う変化の観察）
- 血圧（吸引処置に伴う血圧の変化の観察）
- 吸引後にベースラインに戻るまでの時間　　　　　　など

●吸引カテーテルの選択

　吸引カテーテルは，成人では気管チューブの内径の1/2以下の外径の吸引カテーテルが推奨されています．小児においては表のようなサイズを用います．

表　気管チューブと吸引カテーテルのサイズの目安

気管チューブ内径（ID）	吸引カテーテル外径（Fr.）
2.5	4
3.0 – 4.0	5
4.0 – 5.0	6
5.0 – 6.0	8
6.0 – 7.0	10
7.0 – 8.0	12
8.0 – 10.0	14

●**カフ圧管理**

　小児においては，カフなしの気管チューブを使用するのが一般的です．カフがあると，抜管後に声門下狭窄が出現したり，不適切なカフ圧管理による気道粘膜の損傷が起きる可能性があります．

　カフ付きの気管チューブの小児への使用は，小児麻酔や小児集中治療の経験豊富な施設・専門家の下で行う，特殊な病態における院内使用に限られるとされています．また，その際にはカフ圧は20cmH$_2$O以下とします．

●**吸引圧**

　気道における強い陰圧は肺胞の虚脱や気道粘膜の損傷を引き起こすため，小児では80～120mmHg（11～16kPa）で吸引します．

●**吸引時間**

　小児や酸素化に障害のある重症患者の一回の吸引時間は7～10秒以内とし，SpO$_2$が低下しないよう，できるだけ短い時間で吸引を終了します．

●**吸引カテーテルの挿入の深さ**

　気管吸引時のカテーテル挿入の深さは，咳嗽反射の有無や分泌物の貯留場所によって調節します．重症な小児では，気管支も非常に脆弱で，挿入が困難な場合もあります．非常に繊細な処置が必要になるとともに，吸引を繰り返し継続して長時間に及ぶ場合もあります．慎重な対応が望まれます．

●**吸引後について**

　吸引後は，酸素化と異常の有無の確認，物品の処理，吸引の効果の評価を行います．

第4章 吸引以外の各排痰法 なぜ，いつ，どのように行うか

A 排痰法と呼吸理学療法の関係を理解する

　いよいよ最終章です．ここでは，第1章，第2章で少しずつ登場した気管吸引以外の排痰法について，臨床現場でどう考え，実践していけばよいのかをまとめていきます．

　ただし，その前に，排痰法と呼吸理学療法の関係について整理が必要です．なぜなら，呼吸理学療法の領域から導入されたスクイージングという手技が，看護の臨床現場における正しい「排痰法」の考え方を混乱させてしまったと筆者は理解しているからです．

　スクイージングを知っている・行ったことがあるという人はその実際を，知らなかった人は正しい知識を，確認してみてください．本章は，スクイージングの正体を知ることからスタートします．

1 排痰法と呼吸理学療法の関係

呼吸理学療法＝排痰法という間違ったイメージ

　呼吸理学療法と聞いたら，皆さんはどんな実践を思い浮かべますか．多くは，呼吸状態に問題のある患者に，外側から物理的な力を加えることで「痰を出しやすくする」手技をイメージするのではないでしょうか．

　呼吸理学療法の本来の目的は，痰を出すことではないのですが，誰しもが「排痰」を考えてしまうほど，呼吸理学療法の一部の手技が痰を出すワザとして看護の臨床現場に広まっています．

　この勘違いの代表が，"スクイージング"です．その認知度は，今や，看護の基礎教育の教科書にも登場するほどに高いものになりました．

スクイージングは誤って認識されている

患者に提供する看護技術は，正しい手技や方法が明らかでなくてはなりません．しかし，スクイージングが，いったいどんな手技で，どんなしくみで痰を排出に導くのか，その点をきちんと理解しながら実施している看護師は，あまり多くないと思います．実際にスクイージングを行ったことのある皆さん，自信をもって目的，適応，手技について，説明できるでしょうか．

臨床現場では，次のような認識が多くみられます．

「スクイージングは胸背部を両手で絞り込む手技である．するとその力が気管支に伝わり痰を押し上げ外に出やすくなる」

"スクイーズ＝絞る"という言葉のニュアンスや，絞って出すという直感的なイメージが，このような認識を広めてしまったように思います．

しかし，冷静に考えてみてください．胸郭に囲まれ，さらに軟骨に覆われた気管支の内部にへばりついている痰に，外から押す程度の力が有効でしょうか．このことは，臨床でよくみられる，背中をさすったり（バイブレーション），叩いたり（タッピング）することにも言えます．徒手的な方法で外部から刺激を加えても，痰を動かすほどの力や振動を与えられるわけがありません．つまり，どれも効果はありません．効果がないどころか，患者を骨折などのリスクにさらすだけです．

そもそも，呼吸理学療法とは，理学療法における"物理的な介入によって，呼吸を補助する技術"で，肺機能の改善を目指すものです．実施した結果，痰が出る場面も確かにあるでしょうが，あくまで，呼吸補助の結果，肺機能が改善したことによって導かれています．この目的から照らしても，「胸背部を両手で絞り込んで気管支から痰を押し上げる」という手技は，呼吸理学療法ではありませんね．

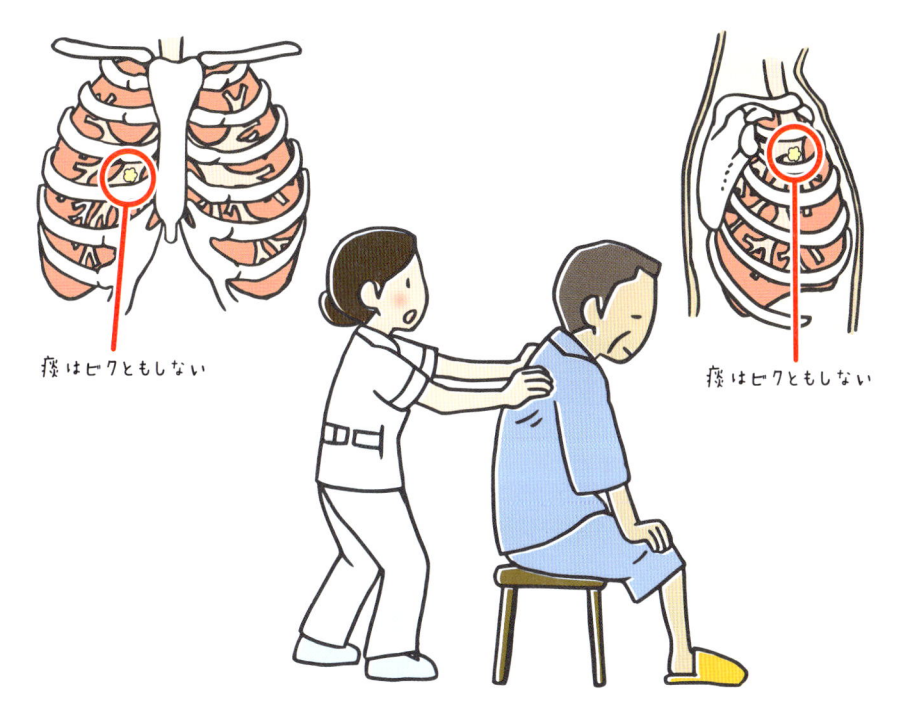

胸郭に囲まれ，さらに軟骨に覆われた気管支の内部にへばりついている痰
胸背部を絞っても，背中をさすっても，叩いても，びくともしない痰

■ 呼吸理学療法には科学的根拠がない

　ここで1つ知っておいてほしいことは，スクイージングを代表とする呼吸理学療法は，各手技の効果や適応に関して，十分な科学的根拠が得られていないということです．筆者が第1章で，「看護師が行う排痰法は，呼吸理学療法を代表選手にしてはならない」と書いた理由はここにあります．理学療法の分野でも検証中の手技を，看護の分野で主役にすることはできません．このあとで示す正しい知識や問題点をすべて把握し，そのうえで安全に十分配慮し，"検討する"ことが重要です．

2　スクイージングの正体

　では，スクイージングとは，そもそもなんなのか，どんな手技で，どういうしくみで排痰を目指すのでしょうか．

■ スクイージングとは徒手的呼気胸郭圧迫法である

　スクイージングの正体——実は，筆者もそれを知るには，相当の検証が必要でした．なにしろ，定義も科学的検証についても，十分なデータがなかったのですから．

　そこで，スクイージングを導入した人々の実践や，多くの論文を確認しました．結論としては，スクイージングとよばれて現場で広まった手技は，「徒手的呼気胸郭圧迫法」以外の何物でもないと，筆者は確信しています．

　噛み砕いて表現すると，患者の呼気に合わせて胸郭を圧迫することで，十分な呼吸ができない患者の空気を"吐き出す力"をサポートする．結果，呼気流速を速めたり，換気量を増やすことができる手技となります．これなら，目的は呼吸補助ですし，手技の結果として痰が出てくることもありえます．

■ スクイージングによって痰が出るしくみ

　痰の喀出に咳嗽が有効であることは第1章で述べたとおりです．そのメカニズムは，呼気流速を速めることで，気道の異物を排出させる効果です．

　徒手的呼気胸郭圧迫法による排痰はこれとまったく同じしくみです．患者の呼気を補助することで，呼気流速が速くなり，痰を外に押し出します．胸や背中に加えた振動が気管支に届くことを期待するより，ずっと現実的ですね．

3　スクイージングを行うことについて考える

■ スクイージングの問題点

　スクイージングの正体が徒手的呼気胸郭圧迫法であれば，手技は明らかであり，結果として排痰が期待されるしくみもわかります．

　しかし，問題があります．

　まず，徒手的呼気胸郭圧迫法の習得は，けっして平易ではないことです．講習会などで一度や二度習ったくらいで正しく行うのはむずかしいでしょう．

さらに，徒手的呼気胸郭圧迫法が「すべての患者の排痰に有効」だという検証は，まだなされていません．適応や効果，リスクの検討も不十分です．実際，スクイージングをしても必ずしも期待したほどの結果が得られていないという報告や，骨折や不整脈，逆に無気肺を起こしたなどの具体的なトラブル事例もみられるにいたっています．

　海外において，スクイージングのような胸郭圧迫法を積極的に行っている例はみられません．まずは，安全で確実な体位調整などの手技を行い，環境を整え，早期離床を積極的に進めていることなどが紹介されています．

　わが国も同様です．スクイージングがブームとして広まったのは事実ですが，これを排痰法を見直す機会ととらえ，次項以降で示す排痰法の具体策を効果的に組み合わせることを第一選択にすべきだと考えます．

　もし，それらの適切な排痰法を行っても十分な効果が得られないときはどうするか．それは，本章の最後に述べたいと思います．

大事なのは患者の安全

　筆者の考え，また本書のスタンスは，「排痰法は目的や適応を明らかにしたうえで，患者にとって最大限，安全・安楽である方法で行われるべき」というものです．その点でメリット，デメリットを考察すると，排痰法としてのスクイージングには，次のような多くの疑問点が見受けられます．

①スクイージングの手技の定義がない
②スクイージングの効果を示す論文があまりにも少ない
③スクイージングを広めている人々の論文に手技や適応の統一した見解がみられない
④効果があるときもあるがないときもある
⑤スクイージングが原因と思われる合併症が少なくない

　その一方で，どんな場面にも適応できるような確実な根拠は挙げられません．ですから，看護師はスクイージングをやる前に，患者への介入に関してもっともっと熟慮しなくてはなりません．

　次項以降で示す排痰法の1つ1つを正しく認識し，目的や適応，効果を確認したうえで実施することで，患者の安全を守ることができると思います．

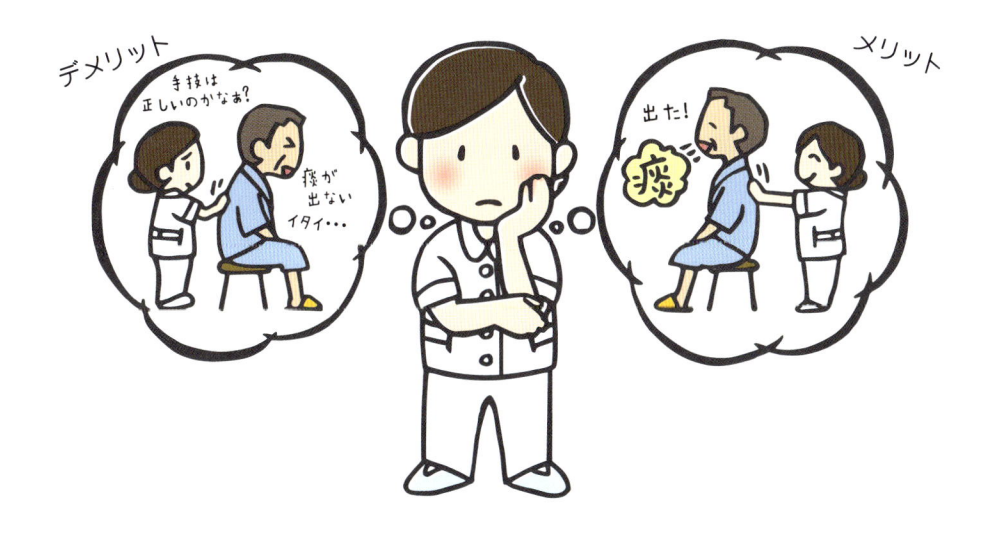

B　排痰法の実際①　排痰の基本的な考え方

1　では，どうやって排痰法を行うのか

　前節ではスクイージングの問題点や誤りを指摘し，排痰法の第一選択にするほどの根拠がないことを示しました．

　それでは，患者の排痰のために，いったい何を選択すればよいのでしょうか．

　すでに第1章で道しるべは示しましたが，排痰にもっとも効果的な手段は呼気流速を爆発的に速める「咳嗽」です．自力で咳を出すことができること，これが何よりの排痰法です．術後の疼痛が咳嗽を妨げているなら，薬剤や固定などでその対策をし，咳嗽ができるようにします．

　しかし，そもそも排痰法が考慮される重症患者では，この咳嗽ができないことが大半です．そこで，その次の選択肢として，「有効な体位変換」と「適切な加湿」が重要になります．この妥当性についても，第1章で説明したとおりですね（**15ページ**）．

2　安全で根拠ある排痰法は基本の積み重ね

　有効な体位変換では，除去したい痰の位置を確認します．そのうえで，重力を考え体位を調整し，できるだけ中枢気道に痰を移動させるようにします．

　適切な加湿は，気道の本来の働きを保ち，痰を硬くなりにくくしたり，正常な線毛運動によって，排痰をしやすくする効果が期待できます．

　これらの環境を整えつつ，咳嗽ができる状態に回復すれば，もはや排痰に関して難渋することはないでしょう．また，咳嗽ができる状態にはならなくとも，この「有効な体位変換」と「適切な加湿」を行えば，重篤となる問題は起こりにくく，気管吸引の適応時にも，期待される効果は十分に得られるはずです．

　安全で根拠ある排痰法とは，もともと患者がもっている生理機能を生かし・維持し，最小限の侵襲によって行うことにあります．

排痰援助の流れ

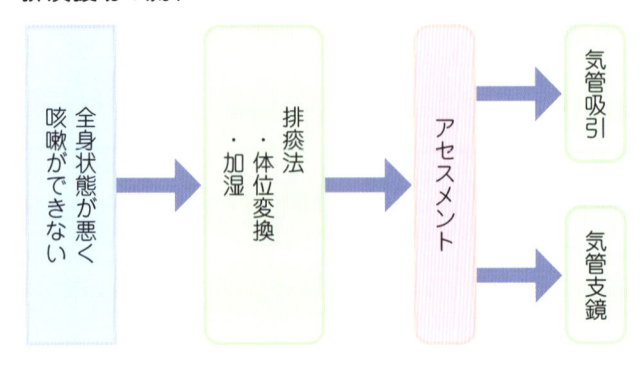

全身状態が悪く咳嗽ができない → 排痰法・体位変換・加湿 → アセスメント → 気管吸引／気管支鏡

C 排痰法の実際② 加湿の具体策

1 再チェック！ 適切な加湿の条件とは

　排痰において，痰が硬くなり出にくくならないようにするために，適切な加湿が行われることは非常に重要です．

　しかし，実際の臨床で，適切な加湿を実現するためにたくさんのむずかしい条件は必要ありません．基本は，以下の3つです．

　①患者の療養環境・治療環境において，吸気の湿度を保てる加湿を行う．
　②患者の水分量の in－out を確認し，過度な脱水傾向に陥っている場合は，積極的な飲水，輸液などを実施する．このとき，発熱など体温上昇による影響も考慮する．
　③患者状態を確認する．経口摂取ができない，高齢者である，など痰の粘稠度の高さに直結する要因をおさえておく．

　この中の②，③については，加湿というより，全身がドライ状態にならないようにマネジメントする問題です．日常の基本的なアセスメントを行い，リスクがある場合は，水分摂取，輸液，解熱などの方法で対応できるでしょう．

　加湿という点では①がポイントになります．基本的ですが，この点を怠ると実はやっかいです．硬くなった痰をやわらかく変えるのは容易ではないことは第1章でもお伝えしたとおりです．そうなる前に対処するための，加湿の具体策を確認しておきましょう．

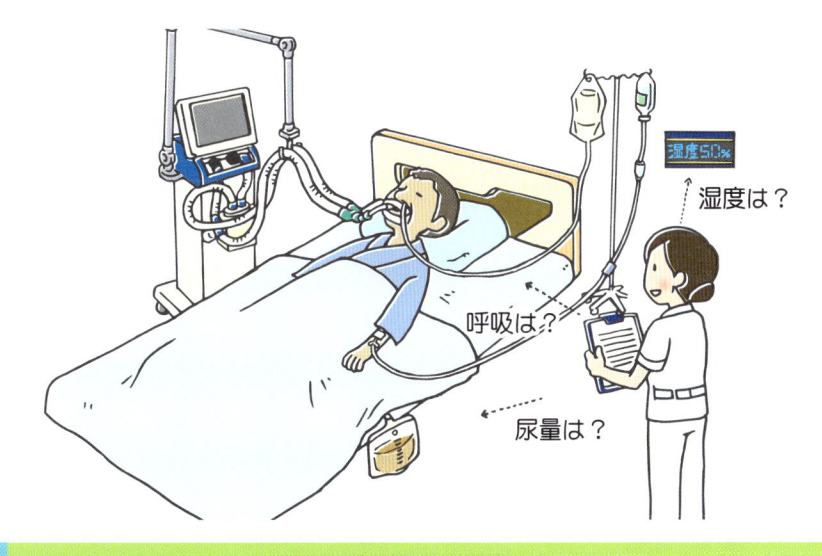

2 環境調整における加湿のポイント

　まず，一般の医療施設における湿度環境については，あまりシビアに考える必要はありません．"湿度が異常に下がる"といった事態はあまり起こりえないからです．湿度計をチェックして，50％前後が表示されていれば，環境調整は問題ありません．

　ただし，節電の影響に，夏季の高温，冬季の強い乾燥などが加わった場合は，思わぬ湿度低下が起きる可能性もあります．確認だけは怠らないようにしましょう．

3 治療行為に伴う加湿のポイント

　治療行為に伴う加湿については，根拠に基づき実施することが重要です．なお，非挿管時と挿管時のケースで対応が異なるので注意します．

1）非挿管時の対応

　非挿管時の加湿でおさえておきたいのは，酸素療法の場面です．とくに，鼻カニューラや簡易酸素マスクで行う低流量投与時の判断がポイントです．

　低流量の酸素投与に関しては，「4L/分以下の流量では加湿は必要ない」というエビデンスが示されています．ですから，酸素の加湿をやってもやらなくても患者の痰の粘稠度には影響がありません．

　しかしあるとき，「酸素加湿を根拠に基づきやめたら，患者が口渇を訴えるようになった．それで加湿を再開したら，痰がよく出るようになった．やっぱり酸素加湿は必要では？」という質問をもらったことがあります．

　筆者は，「患者がそれでいいと言うなら，感染に配慮すればやるのは自由だと思う．ただ，なんの意味もないですよ」と答えました．非挿管の患者なら，口渇にはうがいを頻繁にしたほうが効果的です．もっと言えば，口渇の訴えに対して，脱水傾向など基本的な評価は行ったのでしょうか．クリティカルシンキングは大事ですが，<u>エビデンスを疑う前に，患者の訴えを適切に評価することが重要</u>です．

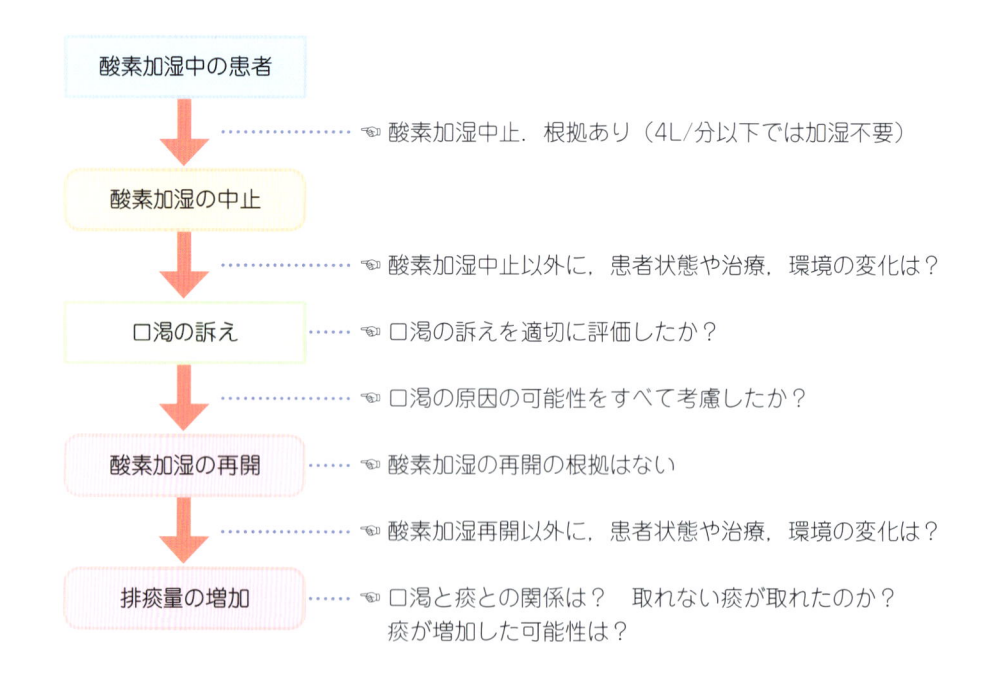

```
酸素加湿中の患者
   ↓ ……… ☞ 酸素加湿中止．根拠あり（4L/分以下では加湿不要）
酸素加湿の中止
   ↓ ……… ☞ 酸素加湿中止以外に，患者状態や治療，環境の変化は？
口渇の訴え  ……… ☞ 口渇の訴えを適切に評価したか？
   ↓ ……… ☞ 口渇の原因の可能性をすべて考慮したか？
酸素加湿の再開 …… ☞ 酸素加湿の再開の根拠はない
   ↓ ……… ☞ 酸素加湿再開以外に，患者状態や治療，環境の変化は？
排痰量の増加 …… ☞ 口渇と痰との関係は？　取れない痰が取れたのか？
                   痰が増加した可能性は？
```

酸素加湿の中止以外では，根拠のある判断がなされていないし，根拠のある結果を得ていない！

2）挿管時の対応

気管挿管の患者では，吸入気の温度が30〜35℃，相対湿度約80％（20mg/L程度）であれば，加湿は十分と考えてよいでしょう．

現実的には，ヒーターワイヤー付きの加温加湿器を使い，口元温度40℃程度で適正な気道の加湿が得られます．

人工鼻を用いた場合は，すでに人工鼻自体に30℃，33mg/L以上の加湿性能があるので，ほとんどのケースで問題が生じることはないでしょう．

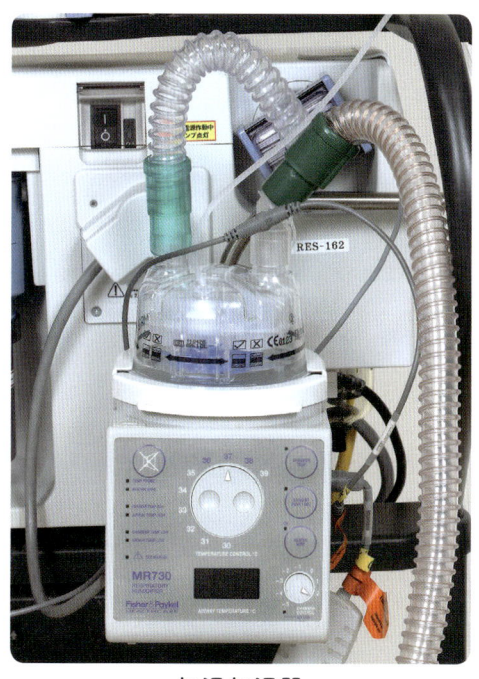

加温加湿器

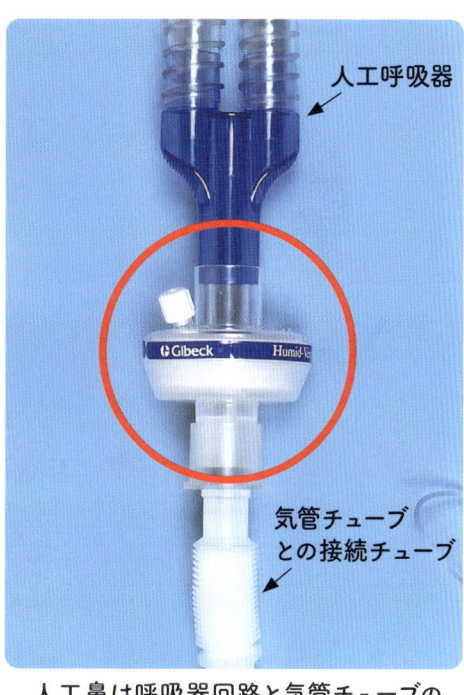

人工鼻は呼吸器回路と気管チューブの間に接続されます

4　ネブライザーによる加湿の実際

ネブライザーによる排痰への有効性のエビデンスは見当たらない

第1章で，ネブライザーによる加湿に痰を出やすくする効果はないと書きました（**20ページ**）．しかし，今もなおネブライザーを用いた加湿は，日常的に行われています．この問題は，スクイージング以上にやっかいだと筆者は感じています．

気道の加湿を目的として生理食塩水や蒸留水をネブライザーで噴霧することを「Bland Aerosol（ブランドエアロゾル）」と言いますが，AARC（米国呼吸療法学会）のガイドラインでも有効性はないとし，問題点を示しています（**次ページ**）．

根拠がなく，リスクもあると述べられているのに，なぜネブライザーを行うのか．筆者にも，この現状への解決策がなかなか見当たりません．

おそらく，明日の現場でも，術後の患者への排痰効果を期待して，医師からネブライザーのオーダーが出たりもするでしょう．実施せざるをえないとしても，"根拠がない"という意識だけは，もっていることだと思います．

米国呼吸療法学会のガイドラインが指摘するブランドエアロゾルの問題点

①人工呼吸中のブランドエアロゾルのエビデンスは証明されていない
②ブランドエアロゾルの断続的あるいは連続的使用は全身の水分補給の代用にならない
③粘液を減らす方法としても確立していない
④粘液の物理的性質は水のエアロゾルを加えても最小にしかならない
⑤ブランドエアロゾルは加温加湿器や十分に設計された熱湿気交換体（人工鼻）ほど有効ではない
⑥患者の気道温を維持するのが困難
⑦気道に対し刺激を与える可能性がある
⑧感染のリスクがある

Evidence　ネブライザーによる薬液噴霧のエビデンス

・ブランドエアロゾルには根拠がないことを示しましたが，喘息治療における薬液のネブライゼーションに関しては，根拠がある適応です．むしろ，唯一の適応があるといってもいいでしょう．気道の炎症に対して薬液をエアロゾル状にして届けることで，気道への到達度が高まり，効果を発揮します．
・一方，ビソルボン®などの去痰薬についても，ジェットネブライザーなどで投与されることがありますが，薬剤の粒子の破壊の問題や機械の性能から，十分な効果のある投与ができない可能性が示唆されています．
・また，いくつかの文献で，がんのターミナルの呼吸困難に対し，ラシックス®をネブライザーによって吸入して症状が緩和されたとの報告があります．このメカニズムについては不明ですが，緩和ケア時の選択肢として，感染などへの配慮の下に行われるのであれば，その是非を問うものではないでしょう．

5 それでも効果があるという声をどう考えるか

　ネブライザーに関しても,「ネブライザーをやると痰が出てくることもある. やっぱり効果があるのでは」という声を聞くことがあります.

　酸素投与でも触れましたが, 実際にこういう質問をもらうことは少なくありません. しかし, エビデンスを疑うよりも先に, 患者アセスメントを十分に行うことが基本です. 排痰をふまえた臨床的な評価としては, 以下が挙げられるでしょう.

①ネブライザーをするために起き上がり, 体位ドレナージの効果で痰が喀出された
　→体位変換を十分に行う. 無駄な臥床はないかを評価し, 積極的な離床を図ろう

②ネブライザーの刺激で咳嗽が誘発され, 痰が喀出された
　→痰が出たことはよかったが, 気道の過敏性や咳嗽後の患者状態に気を配ろう

③そもそも病室が強い乾燥状態にあり, ブランドエアロゾル目的のネブライザーが, 環境の湿度を上げ, 痰が喀出された
　→湿度を確認し, 低湿度であれば原因を探り, 是正して様子をみましょう

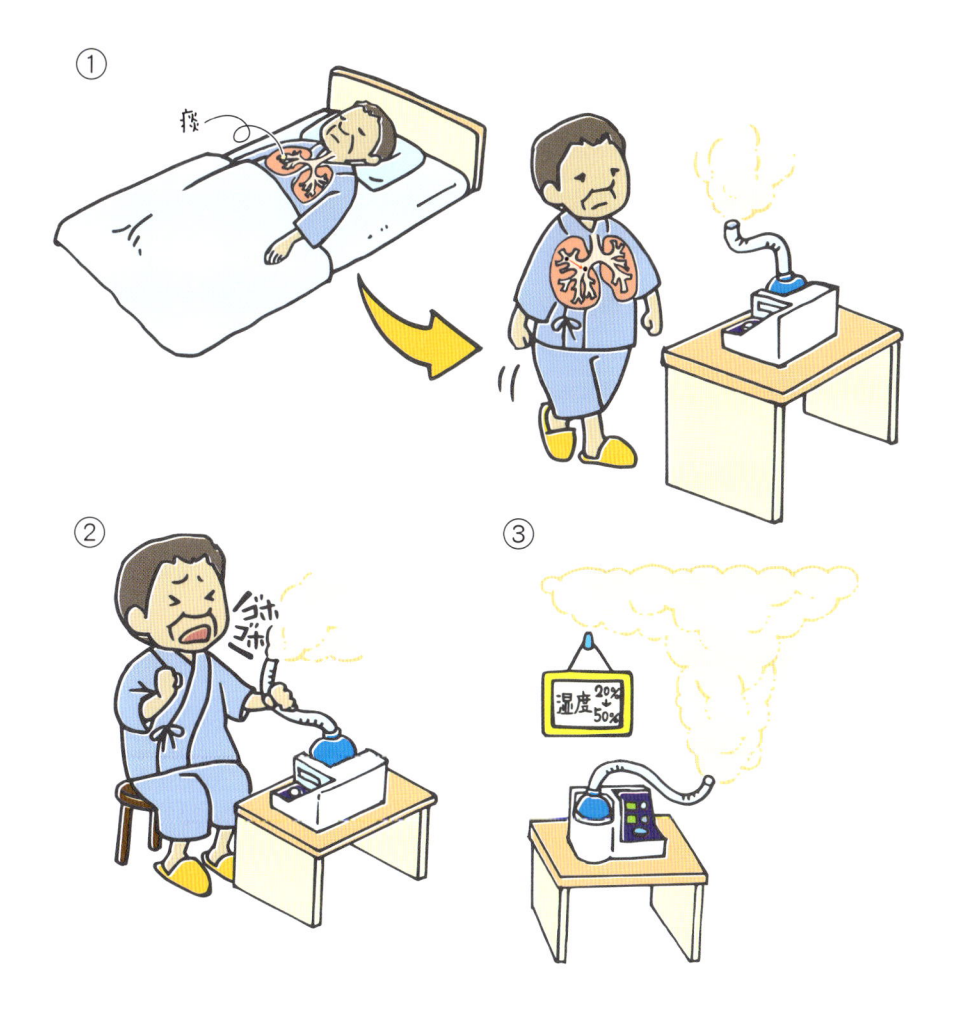

D　排痰法の実際③　体位変換の具体策

1　体位変換はなぜ有効？

　もう1つの「安全で根拠ある排痰法」が体位変換になります．こちらも第1章で，体位ドレナージとして，排痰におけるその重要性やメカニズムを示しました．ここでは，体位ドレナージを含んでもう少し広い意味をもつ体位変換について，具体的にどう実施するかを確認します．

　まず，呼吸ケアにおける体位変換の必要性を整理してみます．体位変換は，痰の排出だけではなく，呼吸器合併症を防ぐという広い目的をもっています．

　療養中の患者は，背中を下側にしていることが多くなりがちです．しかし，それが長時間に及ぶと，腹腔臓器の重量が背側の横隔膜を押し上げ，背側の肺容量が少なくなります．

　さらに臥床は，ガス交換に欠かせない血液の流れにも影響を与えます．重力の影響で，血液は胸側よりも背側に多く集まりますよね．一方，空気は逆で，肺に集まるガスは胸側に集中します（下の図）．

　これが，ガスと血流のバランスが崩れた「換気血流比の不均衡」という状態です．結果，低酸素血症が引き起こされてしまうのです．

　さらに，重力は痰の移動にもかかわってきます．血液と同じで，痰の貯留は下側に移動，つまり背側の肺に多くとどまることになります．その量が多くなり，末梢気道を塞いでしまえば，無気肺へといたります．

　そのため，同じ体位で長期に臥床した状態をできるだけ作らないように，ときには痰のある部位を上にして，末梢気道から中枢気道へ移動するよう，コントロールする必要があるのです．それが体位変換です．

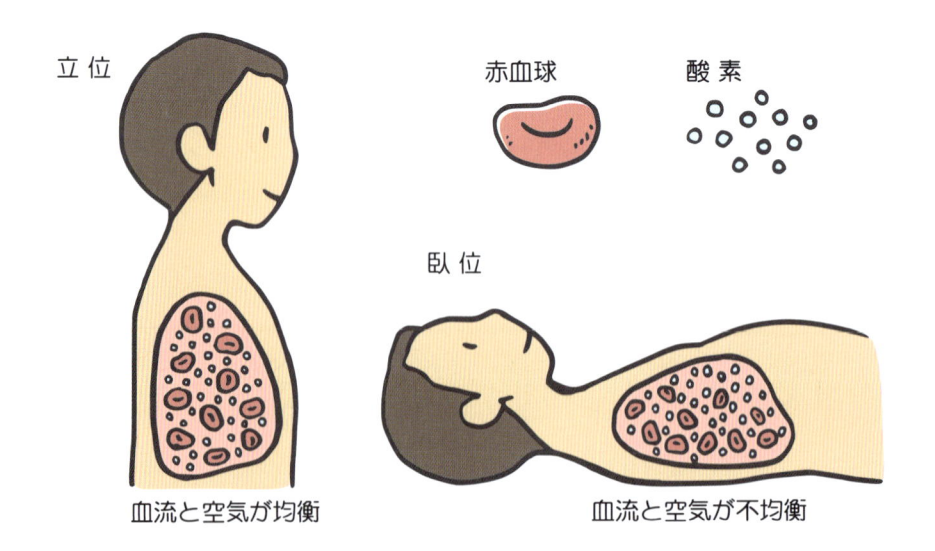

立位　　　　赤血球　　酸素

臥位

血流と空気が均衡　　　血流と空気が不均衡

2 体位変換を行うときのポイント―角度の検証

　排痰効果を目的とした効果的な体位変換の基本は，90度側臥位からさらに前傾45～60度程度の角度をつけることです．

　褥瘡対策など，いわゆる基本的な体位変換とされてきた<u>20～30度程度の角度では，痰はほとんど移動しません</u>．排痰のために，痰を気管分岐部へと移動させたければ，少なくとも60度くらいの角度が必要です．

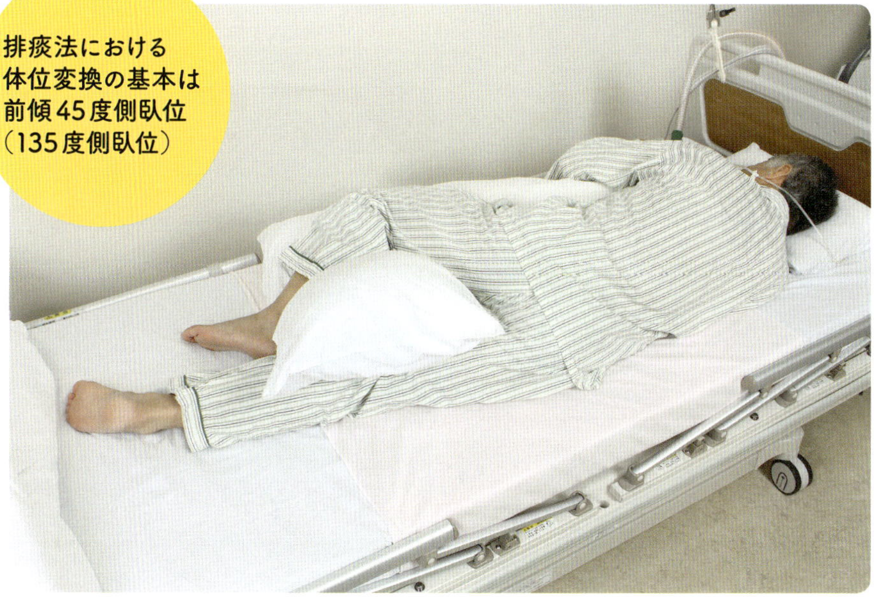

排痰法における
体位変換の基本は
前傾45度側臥位
（135度側臥位）

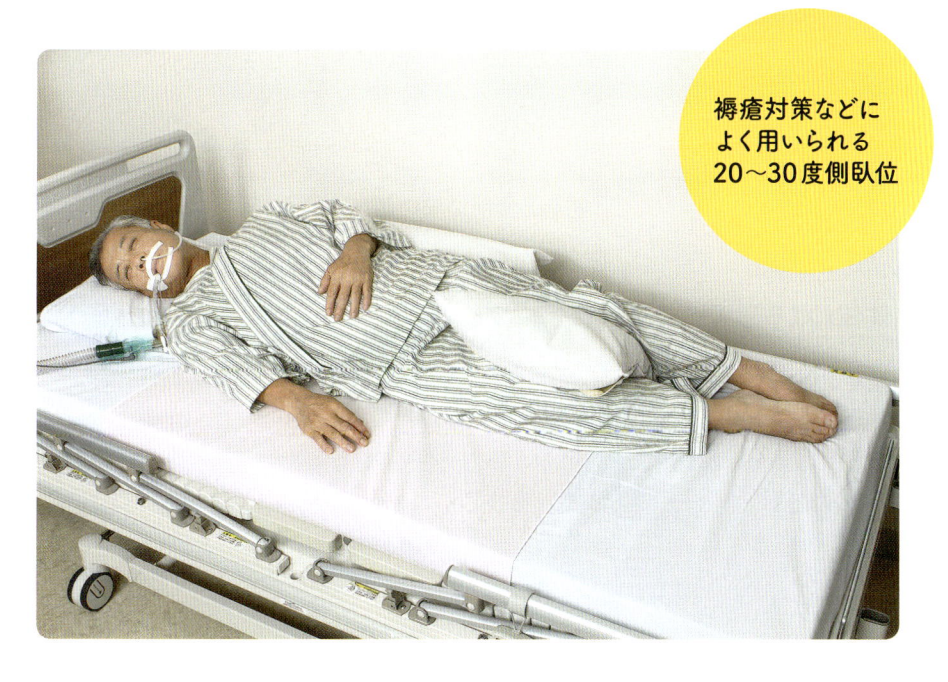

褥瘡対策などに
よく用いられる
20～30度側臥位

3　体位変換を行うときのポイント—排痰体位の実際

　最近は，看護の教科書でも排痰体位に触れられ，肺のどの領域をドレナージするかによって，非常に細かな体位の選択ができることが図示されるようになりました．

　体位ドレナージが根拠のある排痰法として評価されているのは非常によいことなのですが，もう一歩進んで，実践でどう使うかを考えてみます．

1）聴診により痰の貯留部位を確認する．

　まず基本は，どの部位に痰が貯留しているかを聴診によって聴取します．そのうえで，貯留部位が上にくるような体位をとります．

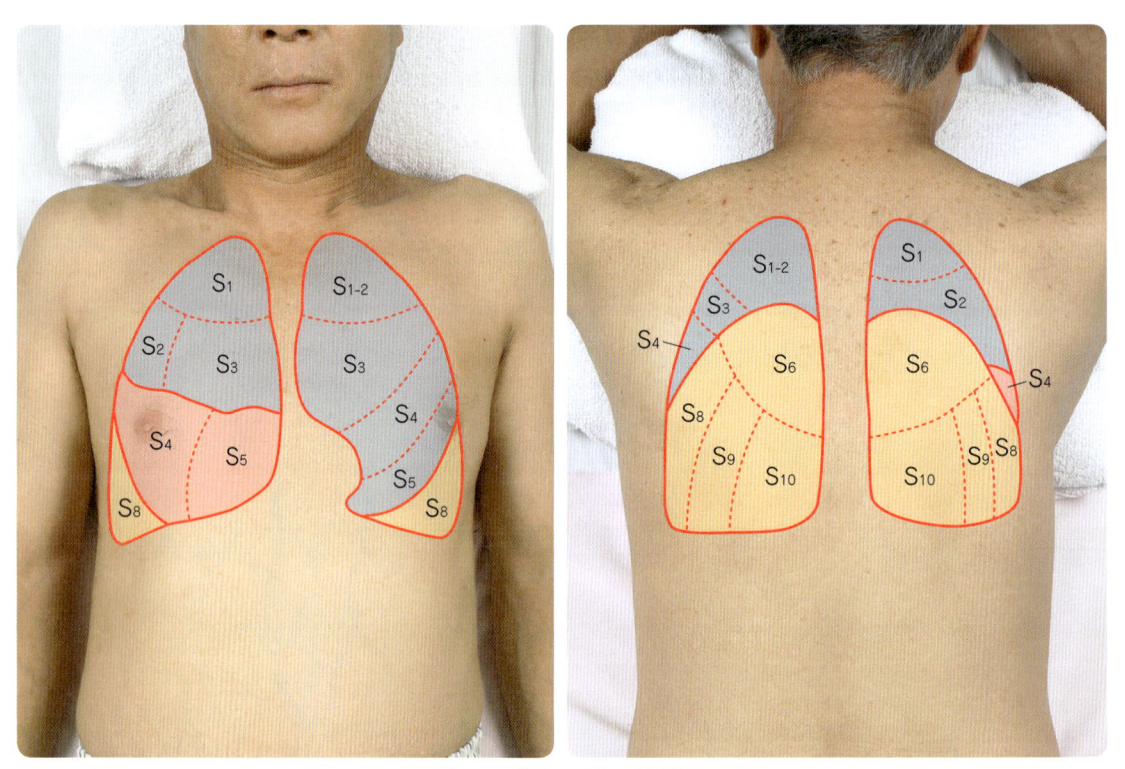

前面と背面の肺の領域

2）体位による患者への負担に配慮する．

　ただし，臨床的に言えば，たとえば「頭低位」などの体位は，患者にとって大きな苦痛を伴うことがあり，現実的に選びにくい体位です．無理をして体位変換を行っても，むしろ呼吸状態を増悪させたり，我慢することで心負荷の増大，酸素消費量の増加などによる循環動態の悪化を引き起こしてしまいかねません．

3）患者負担の少ない修正排痰体位を用いる．

そこで，多くは臥床状態で痰が貯留することをふまえ，聴診によって痰の貯留が明らかであれば，詳細な位置までは確認できなくとも，臨床的に妥当な体位の指標として，修正した排痰体位が実践に役立ちます．

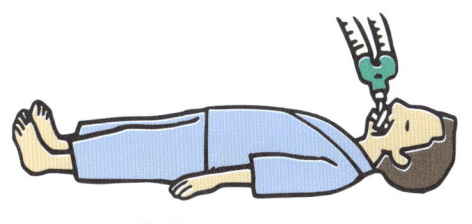

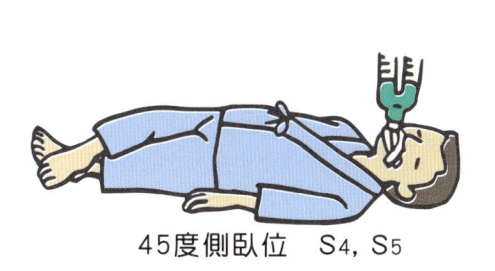

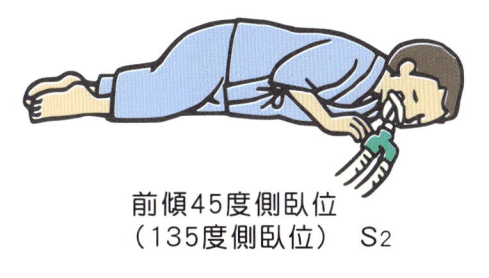

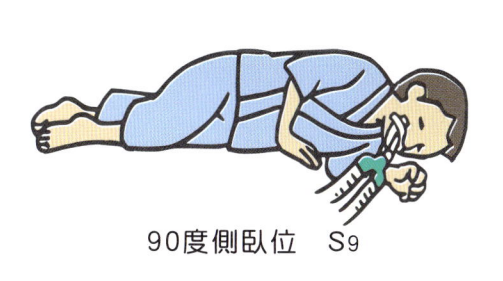

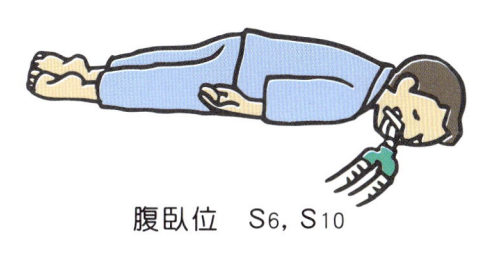

仰臥位　S1, S3, S8

45度側臥位　S4, S5

前傾45度側臥位（135度側臥位）　S2

90度側臥位　S9

腹臥位　S6, S10

修正排痰体位

4）体位を経時的に変換していく

この修正排痰体位をベースに，通常は次のように体位変換していくと効果的です．
まず，①仰臥位から側臥位（90度）へと移行します．1〜2時間ほど経ったら，②側臥位（90度）からシムス位（135度側臥位）に変換します．ここまでで痰は移動することが多いですが，もし十分に上がってこない場合は，痰の貯留部位や患者状態をふまえて，③シムス位から腹臥位への移行を検討します．

①仰臥位 → 側臥位（90度）

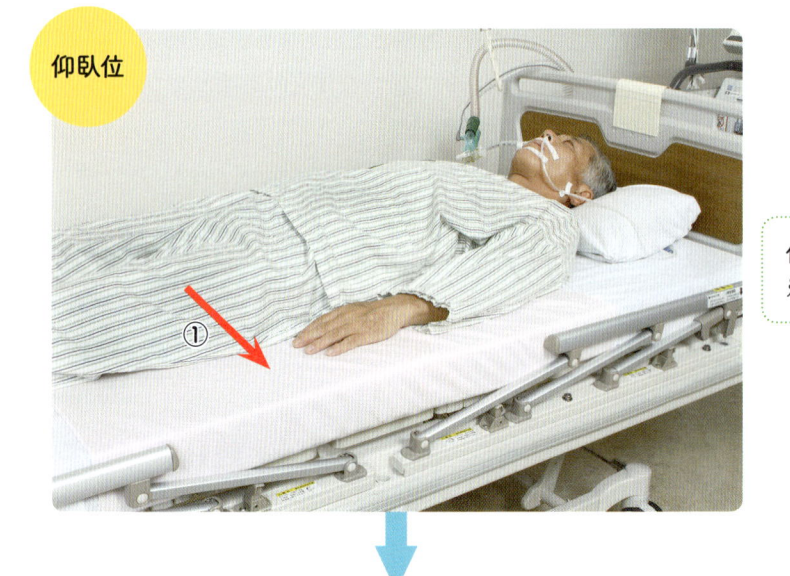

仰臥位

体位変換の介助の手順①
患者をベッドの端に寄せる

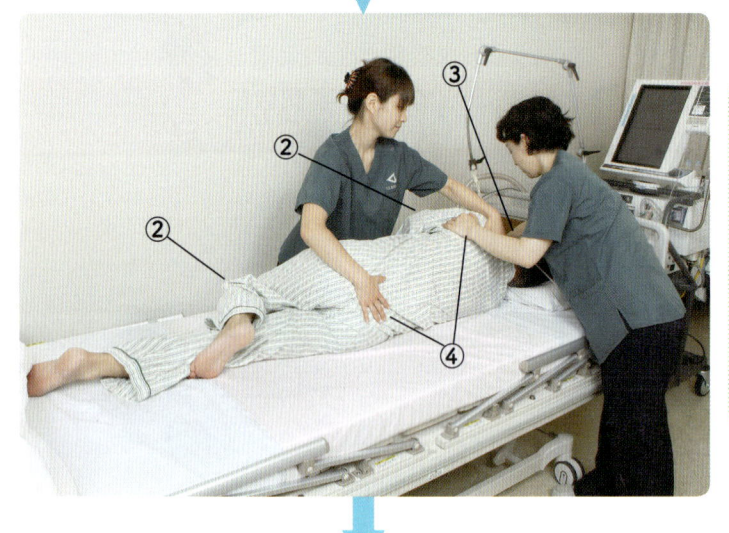

体位変換の介助の手順②
手と足を曲げる

体位変換の介助の手順③
呼吸器回路が外れないように押さえる

体位変換の介助の手順④
体を持ち上げる

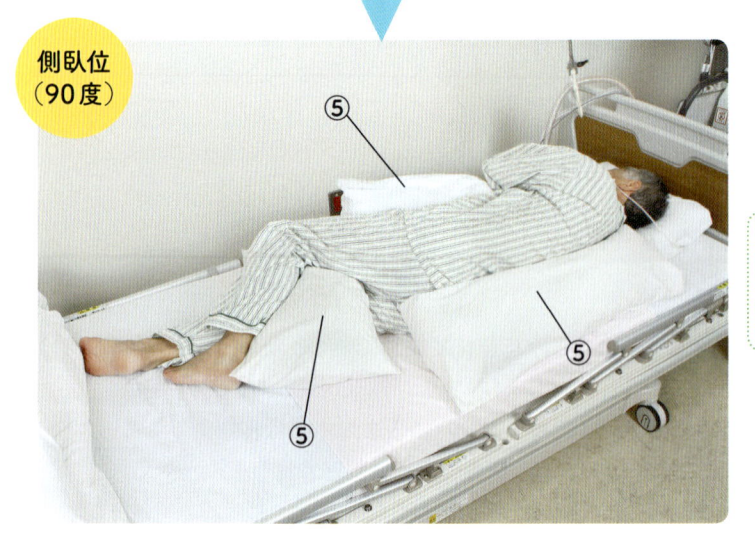

側臥位（90度）

体位変換の介助の手順⑤
枕を胸面，背面，両足の間に入れる

②側臥位（90度）→ シムス位（135度側臥位）

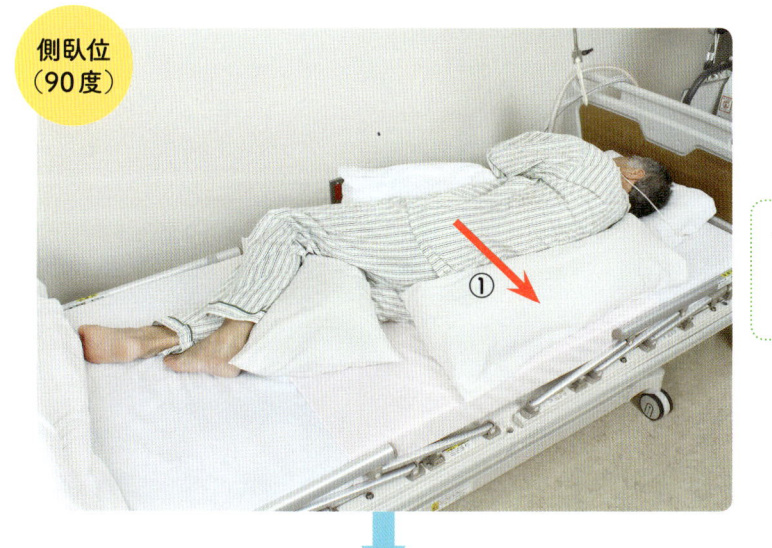

側臥位（90度）

体位変換の介助の手順①
固定していた枕を外し，患者をベッドの端に寄せる

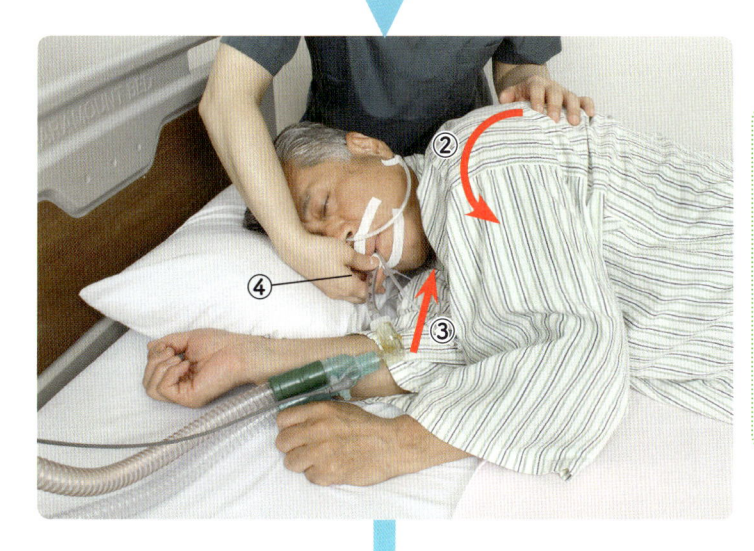

体位変換の介助の手順②
患者の体を傾ける

体位変換の介助の手順③
下になっている方の肩を後方に抜く

体位変換の介助の手順④
呼吸器回路の位置を直す

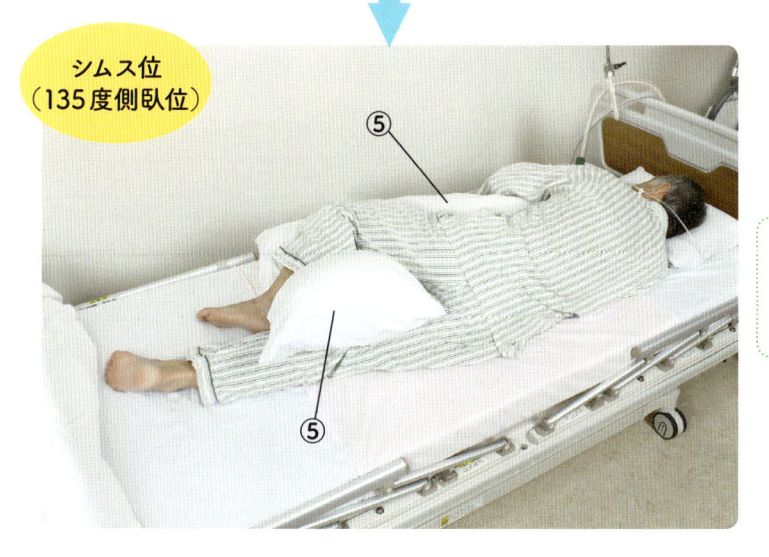

シムス位（135度側臥位）

体位変換の介助の手順⑤
枕を胸面と両足の間に入れる

第4章 吸引以外の各排痰法 なぜ、いつ、どのように行うか

③シムス位（135度側臥位）→ 腹臥位

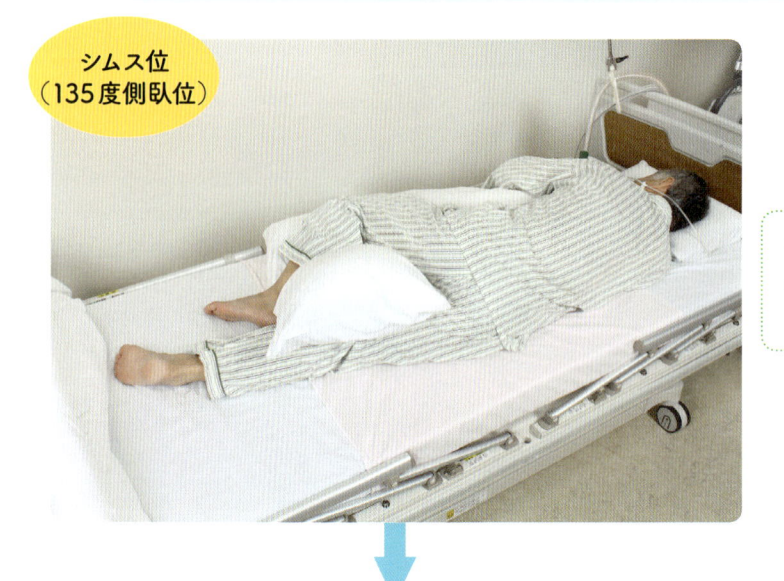

シムス位（135度側臥位）

体位変換の介助の手順①
小さめのタオル（手洗い用など）を丸めておく

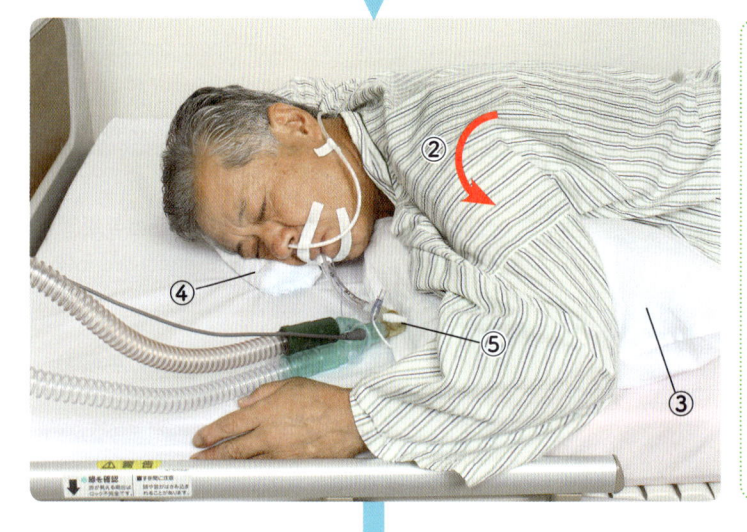

体位変換の介助の手順②
固定していた枕を外し，患者の体を傾ける

体位変換の介助の手順③
胸元に枕を入れる

体位変換の介助の手順④
耳が押さえられないように丸めたタオルを顔に当てる

体位変換の介助の手順⑤
呼吸器回路の位置を直す

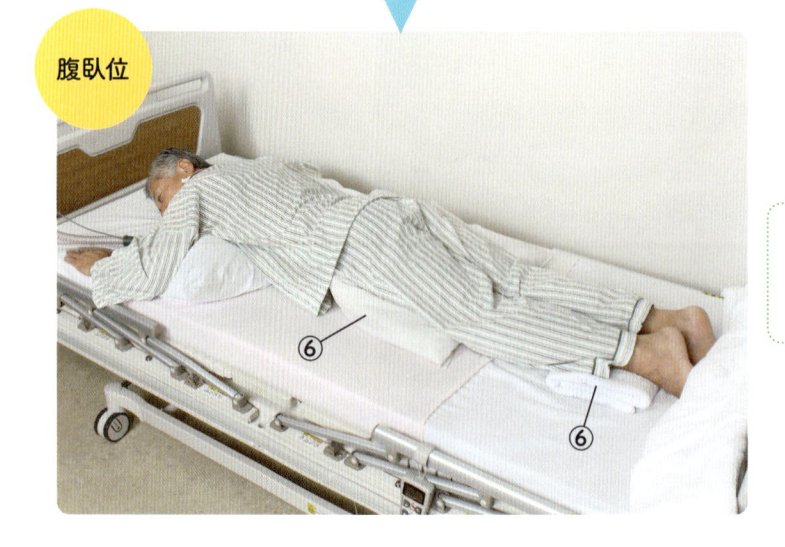

腹臥位

体位変換の介助の手順⑥
下腹部と下腿の下に枕やたたんだタオルを入れる

4　ほかの排痰法を実施する際も体位変換は必須

　体位変換は侵襲が小さく効果が高いため，ほかの排痰法の実施時に必ず体位変換を組み合わせることが重要です．

　あくまでオプションとしてですが，本章の最初に紹介したスクイージングを例にしてみます．この手技は，胸郭を呼気に合わせて圧迫することで，呼気流速（吐き出す力）を速めて痰を中枢に移動させ，排痰へと導く手技です．

　しかし，その効果はまちまちで，痰があるのに胸郭を圧迫してもいっこうに排痰されない，という場面も多くあります．そんなとき，少なくとも，体位変換を行うことで，その可能性を高めることはできます．

　その例えとして，肺をマヨネーズの容器，痰をマヨネーズに見立てて考えてみましょう．**下の図を見てください**．

　まず，マヨネーズは，容器の底にほんの少し残っています．さらに，前に使った誰かが絞り込んだためか，容器はしぼんでいます（a）．

　こんなとき，単に容器を押しても，マヨネーズは出てきませんよね．では，どうするか．おそらく大半の人が，容器に空気を取り込んで膨らませ，逆さに立てて，マヨネーズを出口近くまで移動させることでしょう．これが**b**です．体位変換で起こっている肺の中の出来事は，まさにこういうことです．

　この状態で容器を押すと，無事にマヨネーズが出てきました（c）．

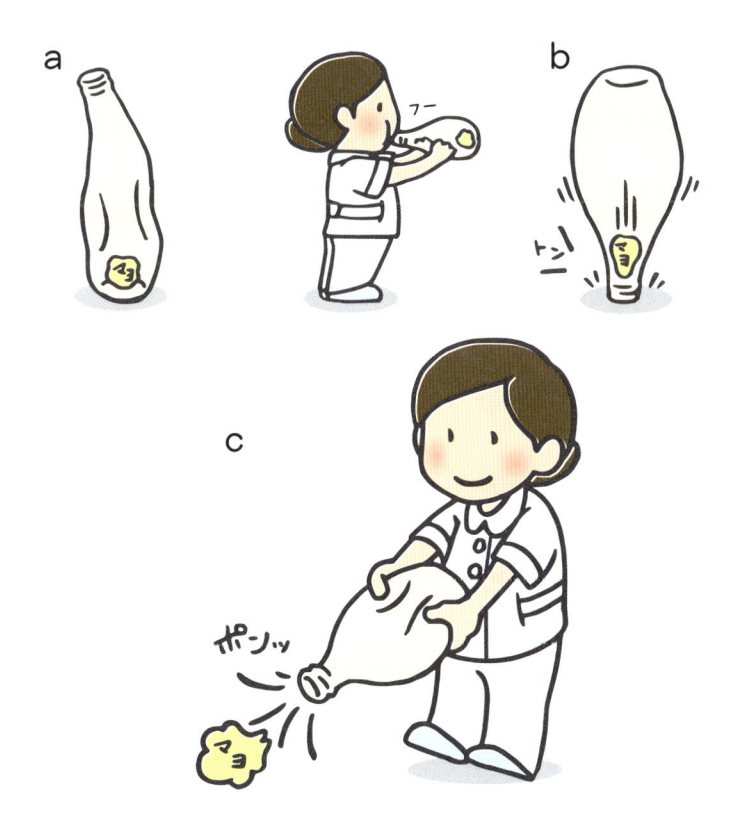

5 腹臥位療法とは

1）腹臥位療法の効果

これまで紹介してきました体位変換の中でもおさえておきたいのが，腹臥位という体位です．

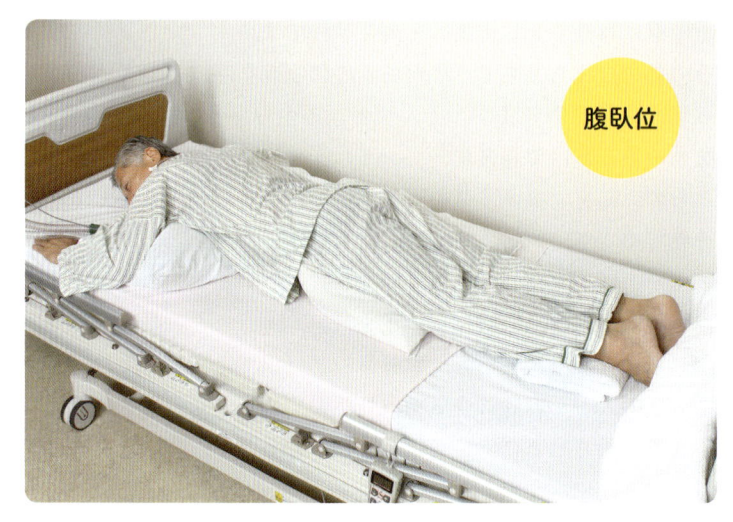

腹臥位

長時間同一姿勢でいることで下側の肺に障害が及ぶことを「荷重側肺障害」または「下側肺障害」（dependent lung injury）と言います．その改善策が体位変換であり，臨床的な選択肢が修正排痰体位なのですが，この中の1つである腹臥位が，排痰，ひいては無気肺の予防も含めた呼吸状態の改善に有効だとして，注目されるようになりました．

そのきっかけは，ARDS（急性呼吸促迫症候群）の患者に対して腹臥位療法を行った結果，腹臥位中においては酸素化の改善が認められたという研究報告でした．

荷重側肺障害（下側肺障害）

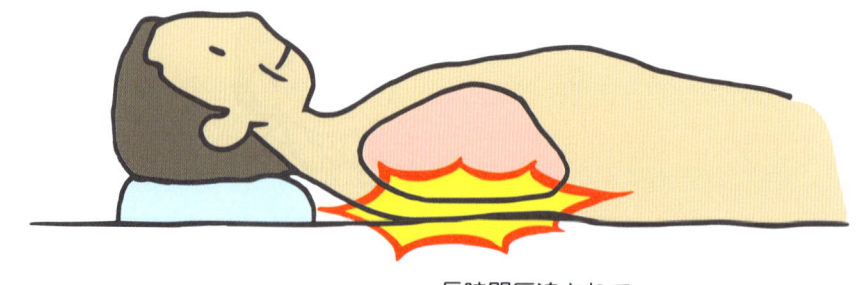

長時間圧迫されて
肺の下側に障害が生じる

確かに，腹臥位には，以下のような効果があると考えられます．ときには，劇的に呼吸状態が改善することもあります．加えて腹臥位には，褥瘡や廃用症候群の予防効果もみられるという報告もあります．

①荷重側肺障害部（下側）に多い血流を，換気の多い健常部（上側）に移動する．
②荷重側肺障害部の横隔膜や胸郭にかかる圧力を開放し，肺胞換気を改善する．
③荷重側肺の末梢気道に貯留した分泌物を排出し，また，肺胞・間質組織に貯留した体液を移動する．
④横隔膜や胸郭運動の改善にもつながる．

2）だから，腹臥位を続けてよいか

実は，スクイージングと同じように，この腹臥位がブームになり，頻繁に行われた状況がありました．

しかし，スクイージングと同じく，その弊害の報告も届くようになりました．1つは，長時間におよぶ腹臥位によって，顔面や眼瞼結膜などに浮腫が起こる合併症です．さらに，仰臥位で多い殿部，とくに仙骨で起こる褥瘡のように，今度は胸部への褥瘡が合併することもありました．

療養中の患者は仰臥位でいることが多いため，腹臥位が劇的な効果を示すことは想像できます．しかし，腹臥位を長時間続けたとしたら，仰臥位で起こっていた背側と同じことが，今度は胸側に起こる可能性は容易に想像できます．

排痰法における体位変換は，体位を変えていくことが重要なのであって，腹臥位を継続することは，仰臥位にして動かさないことと大きな違いはないと考えます．

3）では，どうするのか

腹臥位は修正排痰体位の1つであり，効果がみえる体位であることは間違いありません．しかし，腹臥位を続けてしまうことによる弊害が起こっているのは，マンパワーという現実的な理由が潜んでいると筆者は感じています．

実際に効果的な修正体位として腹臥位療法を取り入れた定期的は体位変換には，相当数のマンパワーが必要です．

とくに，人工呼吸管理中であれば，複数のスタッフによって，チューブ，カテーテルの抜去に注意しながら，丁寧に実施する必要があります．

日勤の勤務者の多いときに腹臥位にしたものの，夜勤の少ない人数では対応できず，そのままにして経過観察，という例は少なくないと思われます．

排痰法における適切な体位変換とは，まずは痰のある場所を想定したうえで，患者の苦痛に配慮した修正排痰体位を実施することであり，そのためには，無理な腹臥位を選ぶより，酸素化の改善に有効な場合の多い前傾側臥位を取ることが，非常に実践的だと言えます．

Evidence ここがコツ！体位変換の臨床の実際

- 臨床で体位変換を行った際に，ショックなどで急変した事例がいくつか報告されています．体位変換を含めた急性期の体位調整には，呼吸状態だけでなく，実は循環動態への影響も大きいことを考慮する必要があります．
- 下の2つの図を確認し，右側臥位と左側臥位の違いだけでも，これほどの影響がありうることを確認してみてください．

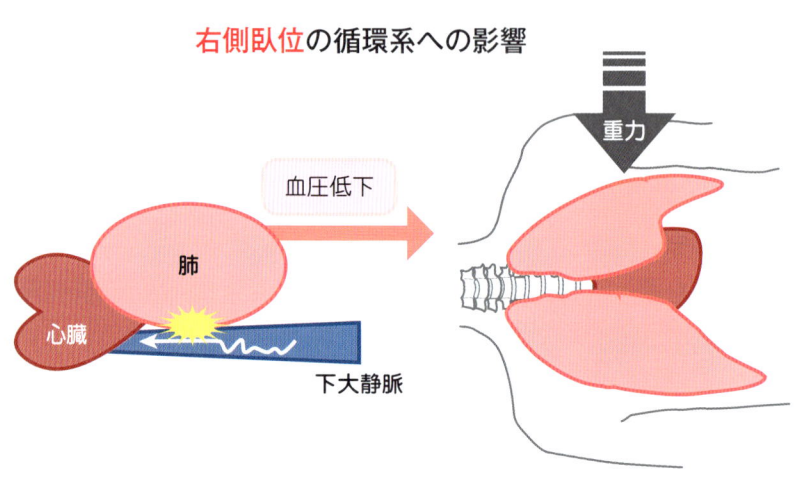

右側臥位の循環系への影響

- 右側臥位は，重力・肺の重量・心臓の重量が加わり，下大静脈が圧迫され，静脈還流が障害される．
- つまり，脱水傾向にある患者は，血圧低下をきたすことがある．

左側臥位の循環系への影響

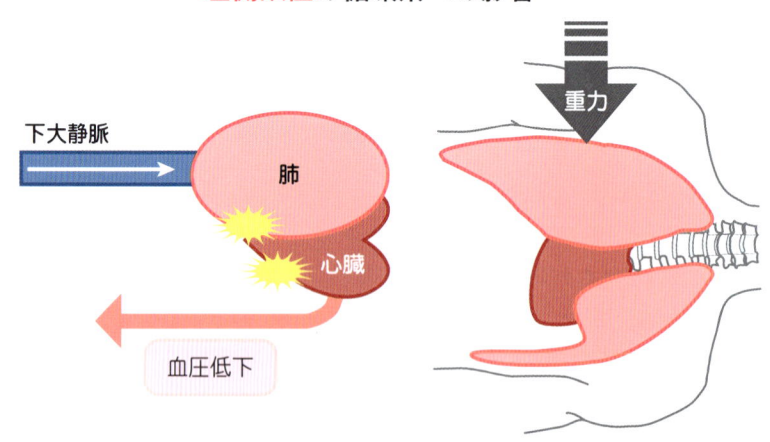

- 左側臥位は，静脈還流が障害されにくい．
- しかし，右肺の容量・重量は左肺に比べて大きく，左心系に圧迫が加わる．
- 心不全患者のような心拍出量減少状態にある患者は，血圧低下をきたすことがある．

E 適切な排痰法を行っても，十分な効果が得られない場合

それでもスクイージングは行わないのか

　ここまで本書を読み進めてくださりありがとうございます．最後に，やはりこの質問についてお答えしておきたいと思います．

　ここまでの話で，筆者が，極力スクイージングを行わず，ほかの排痰法で排痰援助することを推奨していることは理解していただけたと思います．

　しかし，患者状態はさまざまです．ですから，これまでに示した排痰法を適切に行っても，十分な効果が得られないことはありえます．

　そこでよく聞かれるのが，「どうしても痰が取れず，患者の苦しさも続いています．それでもスクイージングはやらないほうがいいのでしょうか」という質問です．

　十分アセスメントしたうえで，痰の存在は明らかである．さらに，気管吸引では吸引できない末梢部に痰が存在しているらしい．そして，患者は呼吸困難を呈している，ということでしょう．

　臨床的に言えば，ここでスクイージングや腹臥位を実施することが多いのだと思います．しかし，ここで再確認したいのが，スクイージングや腹臥位療法は，その効果について未検証であるという事実です．

患者のための最後の手段として

　根拠があるどのような方法をもってしても痰の排出ができないということは，患者が危機的状態に陥る可能性も示唆されます．この場面で，根拠がない方法を試すより，痰の存在が確実であれば，ずっと確実性が高い気管支鏡による痰の吸引を選択するべきでしょう．

　気管支鏡でも取れない痰があって，呼吸困難が続き，患者に危機的状態が訪れたのであれば，そこで初めて痰を出すための考えうるすべての方法を実施してよいと筆者は考えます．つまり，そのとき初めて，スクイージングが選択肢として挙がってもよいでしょう．

索　引

和文索引

▼あ
アセスメント　33, 47, 76
アルコール綿　75
飲水　21
ウィーズ　35
ウォータートラップ　50

▼か
咳嗽　15, 16, 98
開放式気管吸引　44, 46
開放式気管吸引の手順　63
喀出　9
喀痰　6, 9
加湿　15, 19, 49, 99
荷重側肺障害　112
ガス交換障害　24
下側肺障害　112
合併症　24, 41
カフ圧　60
カフ上部吸引　61
感染対策　51
冠動脈攣縮　42
陥没呼吸　37
気管吸引　15, 27
気管吸引実施のタイミング
　　39
気管吸引のガイドライン　31
気管吸引の合併症　41
気管吸引の禁忌　32, 41
気管吸引の適応　30, 33, 39

気管吸引の目的　30
気管支鏡　15
気管支攣縮　41, 42
気管切開カニューレ
　　33, 61, 88
気管切開口からの吸引　44, 86
気管チューブ　33, 50, 61, 88
キーゼルバッハ　91
気道感染　42
気道狭窄　38
気道クリアランス機能　12
気道抵抗の異常　24
気道内流速曲線　38
気道の解剖図　6, 90
気道分泌物　6
吸引圧　63
吸引カテーテルの外径　57
吸引カテーテルの形状　55
吸引カテーテルの選択
　　55, 59
吸引カテーテルの挿入位置
　　70, 81
吸引時間　74
吸引量　83
吸入酸素濃度　68, 74
仰臥位　107
キシロカイン　69
クラックル　35
グラフィックモニタ　38, 76
血圧変動　42
血性痰　8
口腔吸引　44

呼吸理学療法　15, 21, 94
コースクラックル　35

▼さ
再吸引　74
酸素化　66
シムス位　107
ジャクソンリース　66
修正排痰体位　107
重力　12
漿液性痰　8
小児の気管吸引　92
触診　36
褥瘡　105
頭蓋内圧亢進　42
スクイージング
　　21, 94, 96, 115
スクウォーク　35
スタンダードプリコーション
　　51
ストライダー　35
生理食塩水　69, 75, 84
舌根沈下　35
浅速呼吸　37
線毛運動　12
臓器血流の低下　42
側臥位　105, 107

▼た
体位ドレナージ
　　13, 15, 18, 50, 104
体位変換　104, 111, 114

タッピング　21，94
痰　8
断続性ラ音　35
痰の分類　8
窒息　24
聴診　34，48
低酸素血症　42
トイレッティング　58
徒手的呼気胸郭圧迫法　96
努力性呼吸　36

▼な
ネブライザー　20，101，103
粘液性痰　8
粘性　12
粘稠度　12
膿性痰　8

▼は
肺炎　24
肺拡張不全　24
肺感染　24
排痰援助　6，24

排痰援助のアルゴリズム　26
排痰法　94
バイブレーション　95
肺胞　6
肺胞虚脱　24
バッキング　37，40
バッグバルブマスク　66
ハッフィング　89
鼻腔吸引　44，89
ファイティング　40
ファインクラックル　35
腹臥位　107，112
副雑音　35
不整脈　42，43
ブランドエアロゾル　101
フロー曲線　38
閉鎖式気管吸引　44，46
閉鎖式気管吸引回路の組み立て方　79
閉鎖式気管吸引の手順　77
泡沫性痰　8
ポジショニング　18

▼ま
マノメーター　68
無気肺　24，25，41，42
滅菌蒸留水　75

▼ら
ラ音　35
リドカイン　69
連続性ラ音　35
ロンカイ　35

欧文索引

ARDS（急性呼吸促迫症候群）　41，43，46，112
COPD（慢性閉塞性肺疾患）　6，43
F_iO_2（吸入酸素濃度）　68，74
PEEP（呼気終末陽圧管理）　46
SpO_2（動脈血酸素飽和度）　40，46

著者紹介

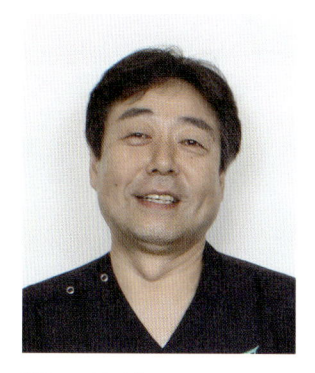

道又 元裕（みちまた ゆきひろ）

1986年	東京女子医科大学病院日本心臓血圧研究所循環器外科集中治療室看護師
1988年	東京女子医科大学病院中央集中治療部看護師（主任看護師）
2000年	（社）日本看護協会看護研修学校救急看護学科専任教員
2001年	（社）日本看護協会看護研修学校集中ケア学科専任教員
2003年	（社）日本看護協会看護研修学校副校長
2006年	（社）日本看護協会看護研修学校校長
2008年	杏林大学医学部付属病院看護部
2009年	杏林大学医学部付属病院看護・助産実践教育研究センター 集中ケア認定看護師教育課程主任教員
2010年	杏林大学医学部付属病院副看護部長
2011年	杏林大学医学部付属病院看護部長（現職）

正しく・うまく・安全に
気管吸引・排痰法

2012年4月20日 第1刷発行	著　者　道又元裕
2020年4月20日 第4刷発行	発行者　小立鉦彦
	発行所　株式会社 南江堂
	☎113-8410 東京都文京区本郷三丁目42番6号
	☎(出版) 03-3811-7189　(営業) 03-3811-7239
	ホームページ　https://www.nankodo.co.jp/
	振替口座　00120-1-149
	印刷・製本　三美印刷
	協力　レディバード

Ⓒ Nankodo Co., Ltd., 2012

定価はカバーに表示してあります．
落丁・乱丁の場合はお取り替えいたします．

Printed and Bound in Japan
ISBN 978-4-524-26414-8

本書の無断複写を禁じます．
JCOPY〈出版者著作権管理機構 委託出版物〉
本書の無断複写は、著作権法上での例外を除き、禁じられています．複写される場合は、そのつど事前に、出版者著作権管理機構（TEL 03-5244-5088，FAX 03-5244-5089，e-mail: info@jcopy.or.jp）の許諾を得てください．

本書をスキャン，デジタルデータ化するなどの複製を無許諾で行う行為は、著作権法上での限られた例外（「私的使用のための複製」など）を除き禁じられています．大学，病院，企業などにおいて、内部的に業務上使用する目的で上記の行為を行うことは私的使用には該当せず違法です．また私的使用のためであっても、代行業者等の第三者に依頼して上記の行為を行うことは違法です．

ナースビギンズシリーズ

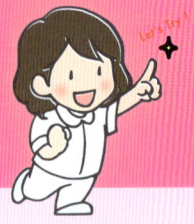

一人前をめざすナースのための
明日から使える看護手技

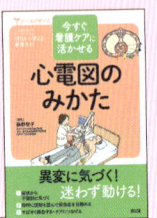

今すぐ看護ケアに活かせる
心電図のみかた
編集 藤野智子

B5判・174頁　2019.4.　定価（本体2,400円＋税）　ISBN978-4-524-25951-9

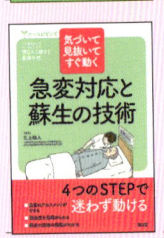

気づいて見抜いてすぐ動く
急変対応と蘇生の技術
編集 三上剛人

B5判・236頁　2016.11.　定価（本体2,700円＋税）　ISBN978-4-524-26797-2

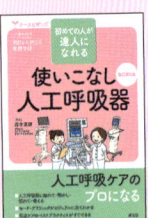

初めての人が達人になれる
使いこなし 人工呼吸器（改訂第2版）
著 露木菜緒

B5判・172頁　2016.8.　定価（本体2,300円＋税）　ISBN978-4-524-25476-7

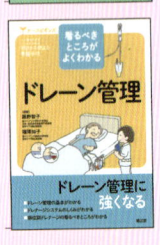

看るべきところがよくわかる
ドレーン管理
編集 藤野智子／福澤知子

B5判・174頁　2014.4.　定価（本体2,300円＋税）　ISBN978-4-524-26749-1

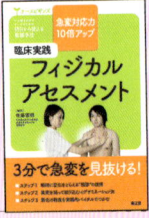

急変対応力10倍アップ
臨床実践フィジカルアセスメント
編集 佐藤憲明

B5判・182頁　2012.5.　定価（本体2,400円＋税）　ISBN978-4-524-26472-8

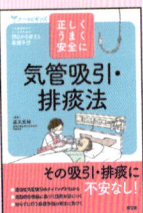

正しく・うまく・安全に
気管吸引・排痰法
著 道又元裕

B5判・126頁　2012.4.　定価（本体2,100円＋税）　ISBN978-4-524-26414-8

NANKODO 南江堂　〒113-8410 東京都文京区本郷三丁目42-6　（営業）TEL 03-3811-7239　FAX 03-3811-7230　www.nankodo.co.jp